Pavan Kumar Yadav
Deepak Kumar
Preeti Pal

Patch transdérmico de um medicamento anti-hipertensivo

Pavan Kumar Yadav
Deepak Kumar
Preeti Pal

Patch transdérmico de um medicamento anti-hipertensivo

Patch transdérmico

ScienciaScripts

Imprint
Any brand names and product names mentioned in this book are subject to trademark, brand or patent protection and are trademarks or registered trademarks of their respective holders. The use of brand names, product names, common names, trade names, product descriptions etc. even without a particular marking in this work is in no way to be construed to mean that such names may be regarded as unrestricted in respect of trademark and brand protection legislation and could thus be used by anyone.

Cover image: www.ingimage.com

This book is a translation from the original published under ISBN 978-620-2-02647-5.

Publisher:
Sciencia Scripts
is a trademark of
Dodo Books Indian Ocean Ltd. and OmniScriptum S.R.L publishing group

120 High Road, East Finchley, London, N2 9ED, United Kingdom
Str. Armeneasca 28/1, office 1, Chisinau MD-2012, Republic of Moldova, Europe
Printed at: see last page
ISBN: 978-620-7-91525-5

Patch transdérmico de um medicamento anti-hipertensivo: Seu desenvolvimento e avaliação

Autores
1. Pawan kumar yadav
Departamento de Farmácia
M. J. P. Rohilkhand University, Bareilly (U.P.)
2. Menina Preeti Pal
Departamento de Farmácia
M. J. P. Rohilkhand University, Bareilly (U.P.)
3. Deepak kumar
Departamento de Química Aplicada
Universidade Babasaheb Bhimrao Ambedkar (Universidade Central), 266025 (UP), Índia

ÍNDICE

CAPÍTULO-1

INTRODUÇÃO

O controlo da doença através de medicamentos entrou numa era de rápido crescimento. Atualmente, existe uma série de medicamentos para combater virtualmente cada doença ou condição conhecida pelos doentes e uma variedade de meios através dos quais estes medicamentos são distribuídos ao corpo humano para terapia, tais como comprimidos, cápsulas, injecções, aerossóis, cremes, pomadas, supositórios e líquidos, etc., frequentemente designados por formulação convencional de medicamentos. A terapia com este tipo de formulação consiste em atingir e manter a concentração do fármaco no corpo humano num intervalo farmacologicamente eficaz através da introdução de uma dose fixa de um fármaco no corpo, a intervalos regulares. Após a administração de uma dose, a concentração do fármaco aumenta para níveis elevados, em todo o sistema, pelo menos inicialmente. Com o passar do tempo, a concentração do fármaco diminui devido a processos metabólicos naturais e é necessário administrar uma segunda dose para evitar que desça abaixo do nível mínimo eficaz. Os inconvenientes da terapia ou dos tratamentos efectuados com fórmulas convencionais de medicamentos são os seguintes

I. A concentração do fármaco no organismo segue um perfil de pico e vale, o que aumenta as probabilidades de efeitos adversos ou de fracasso terapêutico.

II. A terapêutica é ineficaz e dispendiosa, uma vez que se perde uma grande quantidade de fármaco na vizinhança do órgão visado e é necessária uma atenção especial para monitorizar a terapêutica e evitar a sobredosagem.[1]

Entre as diferentes vias de administração de medicamentos, a via oral é a via preferida pelo ser humano. Além disso, a formulação de um fármaco num sistema de administração concebido para administração por via oral, por exemplo, comprimidos ou cápsulas, tem sido a forma tradicional de administrar um fármaco por esta via para obter a biodisponibilidade máxima, quer devido às propriedades inerentes ao fármaco, por exemplo, à sua sensibilidade aos ácidos ou ao seu metabolismo pré-sistémico, quer devido às limitações associadas ao trato gastrointestinal, por exemplo, ao ambiente quimicamente hostil ou às características de absorção variáveis. Nalguns casos, o problema associado ao fármaco pode ser resolvido modificando a formulação, por exemplo, atenuando a irritação gástrica através da aplicação de um revestimento entérico. Por outro lado, a biodisponibilidade reduzida associada à via peroral só pode ser melhorada, muitas vezes, reformulando o fármaco para administração por uma via diferente, como a via sistémica, ou seja, a infusão intravenosa contínua.

Esta via a uma taxa planeada tem sido aceite como um modo superior de administração de fármacos, não só para contornar a eliminação hepática de primeira passagem, mas também para manter um nível de fármaco constante, prolongado e terapeuticamente eficaz no organismo.

Uma infusão intravenosa rigorosamente monitorizada pode proporcionar a vantagem da entrada direta do fármaco na circulação sistémica e também o controlo dos níveis de fármaco em circulação. No entanto, este modo de administração de fármacos implica um certo risco e, por conseguinte, exige a hospitalização do doente e uma supervisão médica rigorosa da medicação. Recentemente, tem-se verificado uma duplicação crescente, sem os seus potenciais riscos, da administração transdérmica contínua de fármacos através de uma pele intacta.[2]

A descoberta de um novo medicamento é uma tarefa muito dispendiosa e morosa. No entanto, a reformulação da molécula e dos meios de transporte do medicamento para o organismo é uma tarefa menos exigente e mais lucrativa. A conceção de uma forma de dosagem em que um comprimido, uma injeção ou um adesivo, para administrar a quantidade certa de medicamento no local certo, torna-se complicada se cada medicamento tiver de ser administrado de uma forma óptima e pré-referida a cada doente. O medicamento pode não ser absorvido se a sua libertação for demasiado lenta. Se for administrado demasiado rapidamente, o doente pode sofrer efeitos indesejáveis e o medicamento pode não durar o tempo necessário. Se o doente tiver de tomar o medicamento mais de duas vezes por dia, a adesão ao tratamento será afetada negativamente. Uma das soluções desenvolvidas é o sistema de administração transdérmica de medicamentos, que pode administrar medicamentos através do portal cutâneo para a circulação sistémica a uma taxa predeterminada e manter uma concentração clinicamente eficaz durante um período de tempo prolongado. Esta via de administração de fármacos evita os riscos e o desconforto da terapia parentérica e aumenta a adesão dos doentes, uma vez que é fácil aplicar um penso.

A biodisponibilidade do fármaco é maior devido à variação na absorção quando é tomado por via oral e o seu metabolismo de primeira passagem pelo fígado é evitado. O tratamento também pode ser interrompido rapidamente, removendo-se o adesivo quando os pacientes precisam. A administração transdérmica de medicamentos pode também eliminar o efeito adverso que alguns medicamentos causam quando apresentados sob formas convencionais.

A administração transdérmica pode proporcionar uma série de vantagens em relação ao método convencional de administração de medicamentos, incluindo maior eficácia, maior segurança, maior comodidade e melhor adesão dos doentes. Através da administração de um fluxo constante de fármacos na corrente sanguínea durante um período de tempo prolongado, o sistema de administração transdérmica de fármacos pode evitar o efeito de "pico e vale" da terapêutica oral ou injetável e permitir um tratamento mais controlado e eficaz. Ao evitar o metabolismo de primeira passagem através do trato gastrointestinal e do fígado, a dosagem terapeuticamente equivalente para a administração transdérmica de certos medicamentos pode ser geralmente inferior à maior parte da dosagem oral, reduzindo potencialmente os efeitos secundários relacionados com a dosagem. O sistema de administração transdérmica divide-se principalmente em quatro componentes centrais relacionados com o sistema de administração transdérmica de fármacos, nomeadamente a pele, o candidato a fármaco, o método de reforço da penetração e o desenho do adesivo.

Qualquer abordagem superior de resolução de problemas ou de criação de soluções tem de ser orientada para um objetivo, e o objetivo tem de assumir a forma de um sistema ideal. Algumas das características do sistema ideal de administração transdérmica de medicamentos (ITDDS) são especificadas a seguir.

I. **Independente do agente**: O sistema transdérmico de administração de medicamentos (TDDS) é capaz de administrar qualquer medicamento, independentemente do seu tamanho ou estrutura, à taxa de administração especificada.

II. **Perfil de entrega selecionado:** Medicamento de acordo com os perfis de tempo de quantidade especificados fornecidos pelo TDDS.

III. **Medicamentos múltiplos**: O TDDS também é capaz de administrar mais do que um agente terapêutico de cada vez.

IV. **Direcionamento:** O TDDS tem a capacidade de concentrar o transporte do fármaco nos locais-alvo (perdas mínimas de fármaco para outros locais que não os-alvo).

V. **Flexibilidade:** O TDDS tem a capacidade de alterar ou ajustar a taxa ou o calendário de entrega.

VI. **Valor do local comercializado:** O TDSS oferece um valor elevado ao apresentar a máxima funcionalidade com o mínimo de complexidade e custo do sistema.[3]

1.1- Sistema de administração transdérmica de medicamentos

A administração de fármacos através da pele humana tem sido sempre um desafio para a investigação, devido às propriedades de barreira exibidas pela camada mais externa da pele humana, o estrato córneo. O sistema de administração transdérmica de fármacos tornou-se uma tecnologia comprovada que oferece vantagens clínicas significativas em relação às formas de dosagem, uma vez que a administração transdérmica de fármacos oferece uma concentração sanguínea controlada e estável. Os outros méritos do TDS que o tornam uma forma de dosagem útil são a autoadministração conveniente e indolor para a pessoa, o facto de evitar o metabolismo hepático de primeira passagem e o trato gastrointestinal para uma biodisponibilidade mais fraca dos fármacos do que outras vias de administração. Os adesivos transdérmicos não só proporcionam uma administração controlada e constante do fármaco, como também permitem a administração contínua de fármacos com meias-vidas biológicas curtas.[4]

Os sistemas transdérmicos de administração de medicamentos são definidos como formas de dosagem discretas e autónomas que, aplicadas na pele intacta, administram os medicamentos através da pele a uma taxa controlada para a circulação sistémica.

Os adesivos transdérmicos são atualmente utilizados sobretudo em diferentes tipos de doenças, como hipertensão, enjoo, terapia analgésica, terapia hormonal, em doenças cardiovasculares, como a dor da angina, e na doença de Parkinson, perturbação mental.

O adesivo transdérmico é colocado na pele, de onde, através do processo de difusão, o fármaco passa para o sangue diretamente através da pele. Uma vez que existe uma concentração elevada no adesivo e uma concentração baixa no sangue, o fármaco continuará a difundir-se no sangue durante um longo período de tempo, mantendo a concentração constante do fármaco na circulação sanguínea.[6]

Os sistemas de administração transdérmica são classificados em diferentes categorias, de acordo com a base tecnológica da sua abordagem, incluindo os sistemas terapêuticos transdérmicos controlados por permeação da membrana e os sistemas terapêuticos transdérmicos controlados por difusão da matriz. A matriz polimérica é um bom reservatório para medicamentos de libertação prolongada.[7]

Para os produtos transdérmicos, o objetivo da conceção da dosagem é maximizar o fluxo do fármaco através da pele para a corrente sanguínea do doente e, simultaneamente, minimizar a retenção e o metabolismo do fármaco na pele. A permeação constante do fármaco através da pele permite [8] níveis séricos mais consistentes do medicamento, o que é frequentemente um objetivo da terapia.

Ao apresentar novas ideias de resposta, foram recentemente desenvolvidos vários sistemas transdérmicos de administração de medicamentos, com o objetivo de atingir o objetivo da medicação sistémica através da aplicação tópica na superfície da pele.

Foram exemplificados, em primeiro lugar, com a conceção de um TDDS de libertação de escopolamina (Transderm-scop) para a profilaxia ou tratamento de náuseas provocadas pelo movimento durante 72 horas, e, em seguida, com a comercialização bem sucedida de TDDS de libertação de nitroglicerina (Deponite, Nitrodics, Nitro-dur), bem como do sistema TDD de libertação de di-nitrato de isossorbida (Frandol tape) para o tratamento uma vez por dia da angina de peito e do sistema TDD de libertação de clonidina (Catapers-TTS) para o tratamento semanal de doentes hipertensos e do sistema TDD de libertação de estrdiol (Estraderm) para o tratamento duas vezes dos sintomas pós-menopáusicos e, mais recentemente, com a aprovação regulamentar do sistema TDDS transdérmico de fentanilo.[2,9]

O primeiro sistema transdérmico, Transderm scop **Baxter,** foi aprovado pelo sistema Food and Drug Administration (FDA) em 1979 para a prevenção de náuseas e vómitos relacionados com viagens, particularmente no mar.[10]

1.2- Definição de adesivo transdérmico

Um penso transdérmico é um penso adesivo medicamentoso que é colocado sobre a pele das patas para libertar uma dose específica de fármaco através da pele e entrar na corrente sanguínea.[11]

Uma das vantagens de um adesivo transdérmico em relação a diferentes tipos de administração de medicamentos, tais como oral, tópica, IV, IM, etc., é que o adesivo proporciona uma libertação controlada do medicamento no doente, normalmente através de uma membrana porosa que cobre um reservatório de medicamento ou através do calor do corpo que funde camadas finas de medicamento incorporadas no adesivo.[12] Embora os novos sistemas de administração de medicamentos de libertação controlada tenham sido utilizados noutras áreas da medicina, a sua aplicação no tratamento da hipertensão tem sido relativamente utilizada.[13]

1.3- TDDS para o tratamento da hipertensão

A formulação de um sistema de administração controlada de medicamentos tem vindo a aumentar a sua importância na indústria farmacêutica. Na sua maioria, 75% dos medicamentos são administrados por via oral, mas não se verifica que sejam tão eficazes como desejado pelos doentes. Para melhorar este carácter, surgiu o sistema de administração transdérmica de medicamentos. A administração transdérmica de fármacos representa uma das áreas de mais rápido avanço na administração de novos fármacos, porque ultrapassa as dificuldades dos fármacos anti-hipertensivos orais.

Os TDDS têm muitas vantagens sobre a administração oral de fármacos anti-hipertensores, tais como a não invasividade, a facilidade de utilização, a retirada (aumenta os efeitos secundários), evitam o metabolismo de primeira passagem, a melhor adesão dos doentes, não necessitam de hospitalização, evitam a irritação gástrica e reduzem a frequência de dosagem do fármaco. Por conseguinte, o TDDS foi selecionado para o tratamento da hipertensão.

A hipertensão é uma doença caracterizada por uma pressão arterial persistentemente elevada. A hipertensão é uma das doenças que mais mortes causa na humanidade. Uma vez que se trata de uma doença crónica, é necessário um tratamento a longo prazo. A hipertensão, uma doença CVS, é responsável por uma grande proporção de todas as mortes e incapacidades a nível mundial. A hipertensão é diretamente responsável por 57% de todos os acidentes vasculares cerebrais e 24% da doença de CHF na Índia. O sistema transdérmico é ideal para doenças que exigem um tratamento crónico.

Neste projeto, os TDDS são utilizados principalmente para a administração de medicamentos anti-hipertensores a partir de adesivos transdérmicos.[5]

1.4- Vantagens dos pensos transdérmicos

As características positivas da administração de medicamentos através da pele para obter um efeito sistémico podem ser resumidas da seguinte forma,

1. O medicamento transdérmico fornece uma infusão constante de um medicamento durante um período de tempo alargado. **II.** É possível obter um efeito terapêutico equivalente através da administração transdérmica de um medicamento com uma dose diária de medicamento inferior à dose oral.

III. A autoadministração é possível com este tipo de sistemas.

IV. Podem ser utilizados para medicamentos com uma janela terapêutica estreita.

V. Duração de ação mais longa, o que resulta numa redução da frequência de dosagem para os doentes.

VI. Melhoria da biodisponibilidade do medicamento.

VII. Redução dos efeitos secundários e melhoria da terapia devido à manutenção dos níveis plasmáticos até ao final do intervalo de dosagem.

VIII. Flexibilidade para terminar a administração do medicamento através da simples remoção do penso da pele.

IX. Melhoria da adesão e do conforto do doente através de um tratamento não invasivo, indolor e simples

[14]
aplicação.

X. Menor risco de sobredosagem.[15]

XI. São fácil e rapidamente identificados em situações de emergência (por exemplo, doentes inconscientes ou que não reagem) devido à sua presença física, características e marcas de identificação.[14,10]

1.5- Desvantagens dos pensos transdérmicos

As principais desvantagens dos adesivos transdérmicos são as seguintes

I. As desvantagens da administração transdérmica de medicamentos estão principalmente associadas à função de barreira da pele, pelo que está limitada a moléculas de medicamentos potentes.

II. A irritabilidade da pele ou a dermatite de contacto devido ao medicamento, aos excipientes e aos potenciadores é outra

[11]
limitação.

III. O medicamento é incondicionalmente quando a dose do medicamento é grande.

IV. O medicamento é metabolizado na pele.

V. O facto de o medicamento ter uma molécula de grandes dimensões dificulta a sua absorção.[15,
16]

1.6- Limitações dos pensos transdérmicos

As limitações dos adesivos transdérmicos são as seguintes,

I. O adesivo transdérmico não pode administrar medicamentos iónicos porque não apresenta efeito terapêutico.

II. Não consegue atingir níveis elevados de fármaco no vapor de sangue ou no plasma sanguíneo.

III. Não pode desenvolver-se para medicamentos de grande dimensão molecular.

IV. Não se pode desenvolver se o medicamento ou a formulação causar irritação na pele.

As limitações do TDDS podem ser ultrapassadas, em certa medida, por novas abordagens, tais como

Iontoforese, electroporação e ultra-sons.[12, 16, 17]

1.7- Fundamentos da estrutura da pele

A permeação da absorção percutânea pode ser visualizada como uma série de passos em sequência, sorção de uma molécula na camada superficial do estrato córneo, difusão através desta e de várias camadas da epiderme. Finalmente, na camada papilar da derme, a molécula é levada para a microcirculação para a circulação sistémica.[11]

1.7.1- A pele como local de administração transdérmica de medicamentos

A pele de um adulto médio cobre uma superfície de aproximadamente 2 metros quadrados e recebe cerca de um terço do sangue que circula pelo corpo. [1, 2, 9] A pele é um órgão muito complexo e permite a passagem de vários produtos químicos para a pele e através dela. A pele serve de ponto de administração para fármacos sistemicamente activos; o fármaco aplicado topicamente será absorvido, primeiro na circulação sistémica e depois transportado para os tecidos-alvo.[16] A pele humana é composta por três tecidos distintos mas mutuamente dependentes, nomeadamente

1.7.1.1- Estratificada, uma epiderme vascular e celular

1.7.1.2- Derme dos tecidos conjuntivos

1.7.1.3- A hipoderme

1.7.1.4- Epiderme

A epiderme de várias camadas varia em espessura, dependendo do tamanho das células e do número de camadas celulares. O estrato córneo e o resto da epiderme, também designada por epiderme viável, cobrem uma grande área da pele.

I. Estrato córneo

Camada mais externa da pele, designada por camada córnea. Contém 10 a 25 camadas de pele paralelas à superfície da pele, mortas e queratinizadas. É flexível mas relativamente impermeável. O estrato córneo é a principal barreira à penetração. A natureza de barreira do estrato córneo depende fundamentalmente dos seus constituintes, 75 a 80% de proteínas, 5 a 15% de lípidos. As fracções proteicas contêm predominantemente alfa-queratina (70%) com alguma beta-queratina (10%) e envelope celular (5%).

II. Epiderme viável

Esta está presente por baixo do estrato córneo e é constituída por várias camadas como o estrato lúcido, o estrato granuloso, o estrato espinhoso e o estrato basal. Na camada basal, a mitose das células renova constantemente a epiderme e esta proliferação compensa a perda de células mortas da superfície da pele.

1.1.1.2- Derme

A derme é uma camada espessa e é composta por uma matriz de tecido conjuntivo que contém vasos sanguíneos, vasos linfáticos e nervos. Os capilares atingem até 0,2 mm da superfície da pele e proporcionam condições de afundamento para a maioria das moléculas que penetram na barreira cutânea. O fornecimento de sangue mantém assim a concentração dérmica do permeado muito baixa, e a diferença de concentração resultante através da epiderme fornece a força motriz essencial para a permeação transdérmica.

1.1.1.3- Hipoderme

A hipoderme ou tecido adiposo subcutâneo suporta a derme e a epiderme. É o principal responsável pela pele, pelos nervos e pelos vasos sanguíneos e pode conter órgãos sensoriais de pressão. Para a administração transdérmica de fármacos, o fármaco tem de penetrar através destas três camadas e chegar à circulação sistémica, ao passo que, no caso da administração tópica de fármacos, apenas é essencial a penetração através do estrato córneo, sendo depois desejada a retenção do fármaco nas camadas da pele.[18]

1.7.2- O estrato córneo como barreira de permeação da pele

A pele humana média contém 200-250 condutas de suor por centímetro quadrado e 40-70 folículos pilosos.[9, 19] Os fármacos solúveis em água passam mais rapidamente através destes ductos; no entanto, estes ductos não contribuem muito para a permeação cutânea. Por conseguinte, a maioria das moléculas neutras atravessa o estrato córneo por difusão passiva simples[9].

A variação regional na permeabilidade à água do estrato córneo mostrou a permeação da molécula do fármaco através da pele,

I. Sorção de uma molécula penetrante na camada superficial do estrato córneo.

II. Difusão através da epiderme e da epiderme viável, atingindo finalmente a derme e depois a **III.** A molécula é levada para a microcirculação para distribuição sistémica.

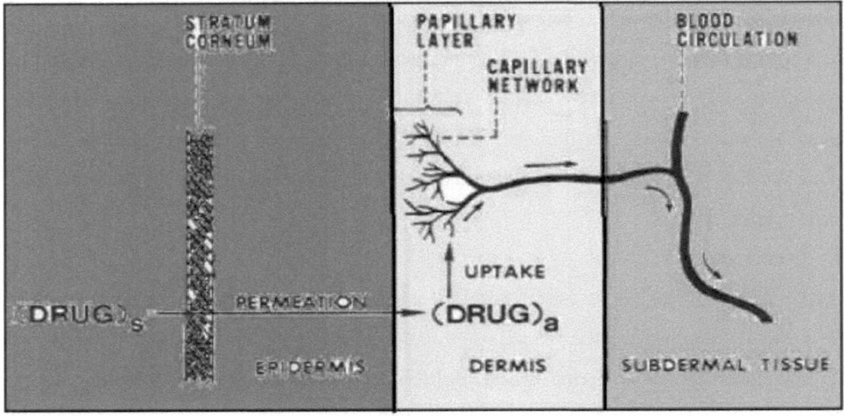

Figura -1 Um modelo de pele multicamada que mostra a sequência da permeação transdérmica do fármaco para administração sistémica

1.7.3- Via de permeação

A absorção percutânea envolve a difusão passiva da substância através da pele humana. Uma via de permeação contém a difusão passiva das substâncias através da pele. Uma molécula de fármaco pode utilizar duas vias de difusão para penetrar na pele normal intacta, tais como

I. A via apendicular / via de **derivação**

II. A via epidérmica

I. A via apendicular

A via apendicular compreende o transporte através das glândulas sudoríparas e dos folículos pilosos com as suas glândulas sebáceas relacionadas. Estas vias contornam a penetração através do estrato córneo e são por isso conhecidas como vias de "derivação". Esta via é considerada de menor importância devido à sua área relativamente pequena, aproximadamente 0,1 % da área total da pele.[19]

II. A via epidérmica

Para os fármacos, que atravessam principalmente a camada córnea, existem duas potenciais micro vias de entrada,

- A via trans-celular ou intracelular ou hidrofílica
- Vias intercelulares ou via paracelular via lipoidal

❖ A Via Intra-Celular

A molécula do fármaco passa através das células do estrato córneo, o que é geralmente observado no caso de fármacos hidrossolúveis/hidrofílicos. À medida que o estrato córneo se hidrata, a água acumula-se perto da superfície exterior dos filamentos proteicos. As moléculas polares parecem passar através desta água imobilizada.

❖ A via intercelular

As substâncias não polares seguem a via de penetração intercelular. As moléculas de fármacos dissolvem-se e difundem-se na matriz lipídica não aquosa imbuída entre os filamentos proteicos. A via intercelular é agora considerada a principal via de permeação da maioria dos fármacos através do estrato córneo, para a qual a maioria das técnicas de otimização de fármacos através da pele[18] .

Assim, para a difusão transdérmica de fármacos, as várias camadas de tecido da pele podem ser representadas por um modelo multicamada simples como

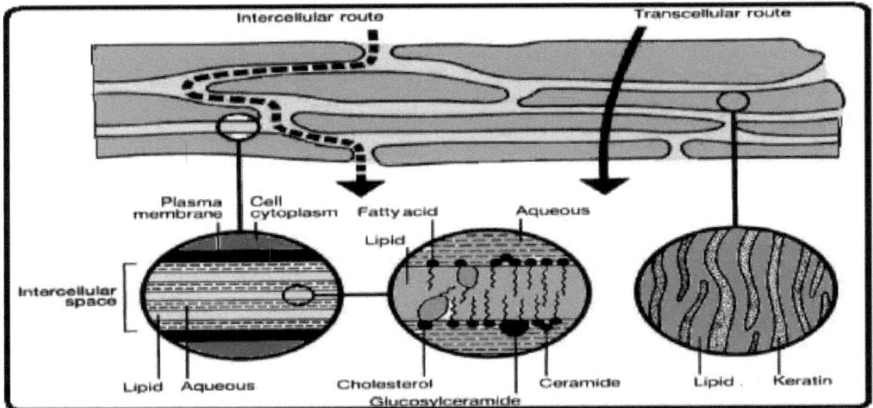

Figura no-2 Via de permeação do fármaco

1.7.4- Factores que influenciam a administração transdérmica de medicamentos

A administração transdérmica de medicamentos pode ser formulada tendo em conta os seguintes factores: o medicamento, a pele e os veículos. Assim, os factores que afectam podem ser divididos em duas classes,

I. Factores biológicos

II. Factores físico-químicos

I. Factores biológicos

- **Condição da pele**

Os álcalis e os ácidos, muitos solventes como o metanol e o clorofórmio danificam as células da pele e impedem a penetração. O estado de doença do doente altera as condições da pele.

- **Idade da pele**

A pele jovem é mais permeável do que a pele mais velha. As crianças são mais sensíveis à absorção cutânea de toxinas. Assim, a idade da pele é um dos factores que afectam a penetração do fármaco no TDDS.

- **Fornecimento de sangue:** As alterações na circulação periférica podem afetar a absorção transdérmica.
- **Local regional da pele**: A espessura da pele, a natureza do estrato córneo e a densidade dos apêndices variam de local para local. Estes factores afectam significativamente a penetração.
- **Metabolismo da pele:** A pele metaboliza esteróides, hormonas, carcinogéneos químicos e alguns medicamentos. Assim, o metabolismo cutâneo determina a eficácia do fármaco que atravessa a pele. [19]
- **Queimaduras solares**: Inicialmente, a pele é menos permeável; após a descamação, torna-se mais permeável.
- **Eczema/ psoríase**: As regiões apresentam uma permeabilidade aumentada/diminuída. [20]

II. Factores físico-químicos

❖ **Hidratação da pele**

A hidratação é o fator mais importante para aumentar a permeação da pele. Assim, a utilização de humectantes é feita na administração transdérmica.[20, 19]

❖ **Coeficiente de difusão**

A penetração da molécula de fármaco depende do coeficiente de difusão simples do fármaco. A uma temperatura constante, o coeficiente de difusão do fármaco depende das propriedades do fármaco, do meio de difusão e da interação entre eles.

❖ **Tamanho e forma das moléculas**

A absorção do fármaco está inversamente relacionada com o peso molecular, as moléculas pequenas penetram mais rapidamente do que as grandes

❖ **Concentração do medicamento**

O fluxo é proporcional ao gradiente de concentração através da barreira e o gradiente de concentração será maior se a concentração do fármaco for maior através da barreira.

❖ **Coeficiente de partição**

Os fármacos com Log P elevado não estão preparados para deixar a porção lipídica da pele. Além disso, os fármacos com Log P baixo não serão permeados.[19]

Para uma permeabilidade transdérmica óptima, é geralmente necessário um coeficiente de partição lípido/água igual ou superior a 1. Pode ser alterado por modificação química sem afetar a atividade farmacológica do fármaco.[21, 22]

❖ **Temperatura e pH**

A permeação do fármaco aumenta dez vezes com a variação da temperatura.[20]

O coeficiente de difusão diminui com o aumento da temperatura. Os ácidos fracos e as bases fracas dissociam-se em função dos valores de pH. A percentagem de fármaco dissociado determina a concentração do fármaco na pele. Assim, a temperatura e o pH são factores importantes que afectam a penetração do fármaco.[19, 21, 22]

1.8- Considerações clínicas gerais sobre a utilização de TDDS

O doente deve ser informado da seguinte regra geral. O doente deve ser informado da importância de utilizar o local sugerido e de rodar os locais dentro desse local. A rotação dos locais é importante para permitir que a pele recupere a sua permeabilidade normal e para evitar irritações cutâneas.

I. O TDDS deve ser aplicado na pele limpa e seca, relativamente isenta de pêlos e não oleosa, inflamada, irritada ou gretada. A pele molhada ou húmida pode acelerar o tempo de permeação do medicamento. A pele oleosa pode prejudicar a aderência do penso. Se houver pêlos no local, estes devem ser cuidadosamente cortados, não devem ser depilados a húmido nem deve ser utilizado um agente depilatório, uma vez que este pode remover o estrato córneo e afetar a taxa e a extensão da permeação do medicamento.

II. A utilização de loções cutâneas deve ser evitada no local de aplicação, uma vez que as loções afectam a hidratação da pele e podem alterar o coeficiente de partição do medicamento.

III. O suporte de proteção deve ser retirado com cuidado para não tocar nas pontas dos dedos. O TDDS deve ser pressionado firmemente contra o local da pele com a palma da mão durante cerca de 10 segundos.

IV. O TDDS deve ser colocado num local que não o sujeite a ser esfregado pelo vestuário ou pelo movimento. Os TDDS devem ser mantidos durante o duche, o banho ou a natação.

V. Um TDDS deve ser usado durante todo o período indicado nas instruções do produto, seguido de remoção e substituição por um novo sistema.[10, 19]

1.9- Precaução durante a aplicação do adesivo transdérmico

I. A parte da pele onde o penso vai ser aplicado deve ser devidamente limpa.

II. O adesivo não deve ser cortado porque o corte do adesivo destrói o sistema de administração do medicamento.

III. Antes de aplicar uma nova correção, deve certificar-se de que a correção antiga é removida do sítio.

IV. Deve-se ter cuidado ao aplicar ou remover o adesivo, pois qualquer pessoa que o manuseie pode absorver o medicamento do adesivo.

V. O penso deve ser aplicado com precisão no local de administração. [12, 17]

1.10- Propriedades ideais do sistema de administração transdérmica de medicamentos

O sistema de administração transdérmica de medicamentos deve ser concebido de forma a satisfazer os seguintes critérios, [16, 17]

Quadro -1 Propriedades ideais do sistema de administração transdérmica de medicamentos

S.N	PROPRIEDADES	GAMA
1.	prazo de validade	Deveria ser até 2,5 anos
2.	Tamanho do remendo	Deve ter menos de 40 cm^2
3.	Frequência da dose	Uma vez por dia - uma vez por dia fraco
4.	Aparência	Deve ser transparente ou branco
5.	Propriedades da embalagem	Deve ser facilmente removível do revestimento de libertação
6.	Reação cutânea	Não deve ser irritante

1.11- Propriedades ideais do medicamento para o sistema de administração transdérmica de medicamentos

O medicamento selecionado para o desenvolvimento de TDDS deve ter as seguintes propriedades [22, 23]

Quadro-2 Propriedades ideais do fármaco para o sistema de administração transdérmica de

fármacos

S.N.	PARÂMETROS	PROPRIEDADES
1.	Dose	Deve ser baixo
2.	Meia-vida (h)	Deve ser de 10 horas ou menos
3.	Peso molecular	Deve ser < 500 daltons
4.	Coeficiente de partição	Log P o /w (1-4)
5.	Administração de dose diária efectiva	< 10 mg/dia
6.	Índice terapêutico	Deve ser baixo
7.	Ponto de fusão	Deve ser baixo
8.	O fluxo de permeação do fármaco	1mg/cm$^{2/}$ dia
9.	Biodisponibilidade oral	Deve ser baixo

1.12- Componentes do TDDS

Os seguintes componentes são utilizados no fabrico de adesivos transdérmicos,

I. Matriz polimérica
II. Medicamentos
III. Adesivo sensível à pressão (PSA)
IV. Melhorador de permeabilidade
V. Laminação do suporte
VI. Forro de libertação[15]

I. Matriz de polímero:

Os polímeros controlam a libertação do fármaco a partir do dispositivo. Para que um polímero possa ser utilizado em pensos transdérmicos, devem ser satisfeitos os seguintes critérios

a. O peso molecular e a funcionalidade química do polímero devem ser tais que o fármaco específico se difunda corretamente e seja libertado através dele.

b. O polímero deve ser estável.

c. O polímero e o seu produto de degradação devem ser não tóxicos ou não antagónicos para o hospedeiro. Ex: derivados de celulose, zeína, gelatina, goma-laca, ceras, borracha de silicone, nitrilo, acrilonitrilo, neopreno, poliestireno, álcool polivinílico, cloreto de polivinilo, polietileno, polipropileno, poliacrilato, poliamida, polimetacrilatos.[24]

II. Fármaco: O medicamento é o componente ativo do adesivo que está em contacto direto com o revestimento de libertação.

III. Adesivo sensível à pressão (PSA): Serve para aderir o adesivo à pele para administração sistémica do medicamento. Por exemplo: acrilatos, poli-isobutileno, silicones.

IV. Melhoradores de permeação: Controlam a libertação do fármaco. Por exemplo, terpenos, terpenóides, pirrolidonas, solventes como álcool, etanol, metanol. Surfactantes como lauril sulfato de sódio, Pluronic F127, Pluronic F68.

V. Camada de suporte/lamação: Proteger o penso do ambiente exterior. Por exemplo: derivados de celulose, álcool polivinílico, polipropileno, borracha de silicone.[21]

VI. Revestimentos de libertação: Protege o penso durante o armazenamento. Película de poliéster.[21, 24]

1.13-O polímero utilizado no sistema de administração transdérmica de medicamentos

O polímero utilizado no TDDS pode ser classificado da seguinte forma, com base na sua origem,

I. Polímero natural

No TDDS, os polímeros naturais são utilizados na preparação da base, da base adesiva e da formulação da matriz. Por exemplo, celulose e seus derivados, gelatina, zeína, borracha natural, goma-laca, ceras, borrachas naturais, quitosano, amido, etc.

II. Elastómero sintético

O elastómero sintético é utilizado principalmente em TDDS como adesivo sensível à pressão. Por exemplo, polibutadieno, borracha de hidrina, polissiloxano, borracha de silicone, nitrilo, acrilonitrilo, borracha butílica, estireno-butadieno, neopreno, etc.

III. Polímero sintético

Os polímeros sintéticos são geralmente utilizados no fabrico de revestimentos de proteção e de membranas de suporte, tais como, por exemplo, álcool polivinílico, cloreto de polivinilo, polietileno, polipropileno, poliacrilato, poliéster, poliureia, polivinilpirrolidona, polimetacrilato e epóxi.[25, 26]

1.14-Tecnologias para o desenvolvimento de sistemas de administração transdérmica de medicamentos

Foram desenvolvidas com êxito várias tecnologias para controlar a taxa de libertação e a permeação cutânea de medicamentos. Estas tecnologias podem ser classificadas em quatro abordagens e são as seguintes

I. Sistemas TDD controlados por permeação de membrana polimérica

II. Sistemas TDD controlados por difusão de matriz polimérica

III. Sistemas TDD controlados por gradiente de reservatório de fármacos

IV. Sistemas de TDD controlados por dissolução em micro reservatórios

I. Sistemas TDD controlados por permeação de membrana polimérica

Neste tipo de sistemas, o reservatório do fármaco é ensanduichado entre uma membrana impermeável ao fármaco. As moléculas de fármaco são libertadas através da membrana de controlo da taxa.

No componente reservatório de fármaco, o fármaco é suspenso num fluido viscoso que forma uma suspensão semelhante a uma pasta. A taxa de libertação do fármaco deste tipo de TDDS depende da composição do polímero, do coeficiente de permeabilidade e da espessura da membrana de controlo da taxa. A membrana de controlo da taxa pode ser uma membrana polimérica microporosa ou não porosa. O sistema TDD foi desenvolvido com sucesso a partir desta tecnologia e aprovado pela FDA para comercialização, tal como o sistema Transderm-nitro para medicação uma vez por dia da angina de peito. Por exemplo, o sistema Transderm-scop para proteção de 3 dias contra o enjoo. Por exemplo, o sistema Catapers-TTS para o tratamento semanal da hipertensão, o sistema Estraderm para o tratamento duas vezes por semana da síndrome pós-menopausa e o sistema Duragesic para o tratamento da dor crónica durante 72 horas.

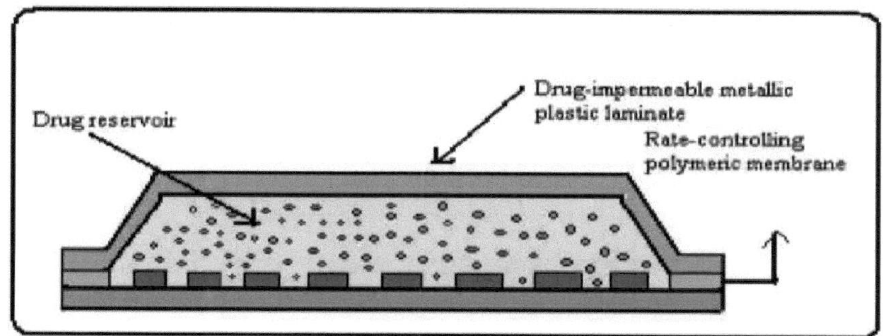

Figura no- 3 Sistema TDD controlado por permeação de membrana polimérica

II. Sistemas TDD controlados por difusão de matriz polimérica

Os sistemas TDD controlados por difusão de matriz polimérica são formados pela dispersão homogénea dos sólidos do fármaco numa matriz polimérica hidrofílica ou lipofílica e, em seguida, o polímero medicado é moldado em discos medicados com uma área de superfície e espessura definidas. Este reservatório de fármaco que contém o disco de polímero é então montado numa placa de base oclusiva num compartimento fabricado a partir de um suporte de plástico impermeável ao fármaco.

Em vez de revestir o polímero adesivo diretamente sobre a superfície do disco medicado, este é aplicado ao longo da circunferência do penso para formar uma faixa de rebordo adesivo que envolve o disco medicado. Por exemplo, este tipo de sistema TDD é exemplificado pelo desenvolvimento e comercialização do sistema Nitro-dur e do sistema NTS, que foram aprovados pela FDA para a medicação de uma só vez por dia da angina de peito.

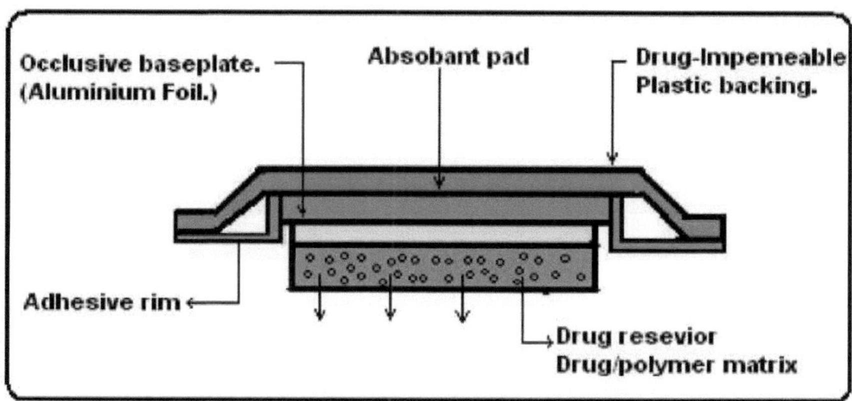

Figura no-4 Sistema TDD controlado por difusão de matriz polimérica

III. Sistemas TDD controlados por gradiente de reservatório de fármacos

Os sistemas TDD do tipo dispersão de fármacos em matriz polimérica podem ser modificados para que o nível de carga de fármaco varie de forma incremental, formando um gradiente de reservatório de fármaco ao longo do percurso de difusão através das camadas adesivas multilaminadas. Por exemplo, este tipo de TDDS é o melhor para o desenvolvimento de um sistema TDD de nitro-glicerina.

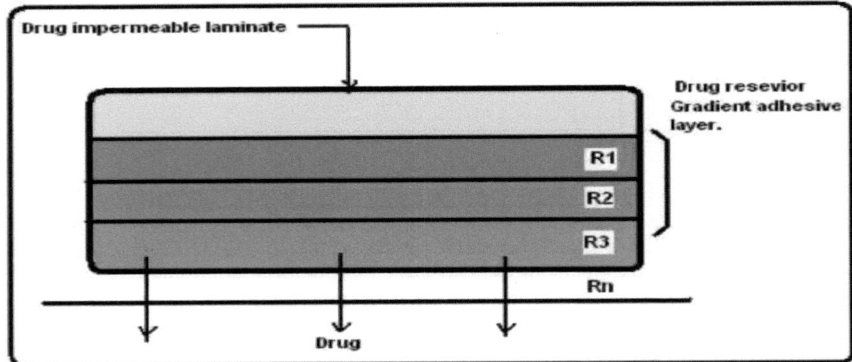

Figura no-5 Sistemas TDD controlados por gradiente de reservatório de fármacos

IV. Sistemas TDD controlados por dissolução de microrreservatórios

Este tipo de sistemas de distribuição tem algumas características essenciais, ou seja, é um híbrido de reservatório e de matriz de dispersão. Nesta abordagem, o reservatório de fármaco é formado pela primeira suspensão dos sólidos do fármaco numa solução aquosa de solubilizador de fármaco miscível em água. Por exemplo, propilenoglicol e, em seguida, a suspensão de fármaco é homogeneamente dispersa com polímero lipofílico, por força mecânica de elevado cisalhamento, para formar milhares de reservatórios de fármaco microscópicos inalcançáveis. Por exemplo, **este** TDDS é adequado para o sistema nitrodisc (para angina de peito)

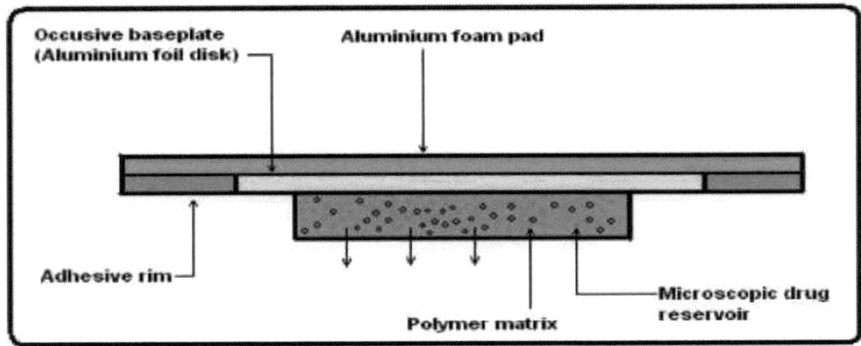

Figura no-6 Sistemas de TDD controlados por dissolução em microrreservatórios

1.15- Avanços tecnológicos no sistema de administração de medicamentos por via transdérmica

para aumento da permeabilidade

O sistema de administração transdérmica de fármacos no cenário atual inclui as tecnologias para o desenvolvimento de adesivos transdérmicos que permitem uma boa e melhor administração do fármaco na circulação sistémica, evitando o metabolismo de primeira passagem e prosseguindo o caminho do avanço da administração de fármacos como uma nova via nos tempos modernos.

De um modo geral, os métodos para melhorar a permeação transdérmica de fármacos podem ser agrupados em duas categorias: métodos físicos e métodos químicos. Nos últimos 10 a 15 anos, uma grande área de investigação tem-se centrado no desenvolvimento de tecnologias transdérmicas que utilizam energia mecânica para aumentar o fluxo do fármaco através da pele, quer alterando a barreira cutânea (principalmente o estrato córneo), quer aumentando a energia das moléculas do fármaco. Esta tecnologia transdérmica dita "ativa".[6]

As várias classes de sistemas activos em desenvolvimento incluem a iontoforese, a electroporação, as microagulhas, a abrasão, a injeção sem agulha, a sucção, o estiramento, os ultra-sons, a magnetoforese, a radiofrequência, os lasers e as ondas fotomecânicas.

1.15.1- Método químico

Os potenciadores incluem uma vasta gama de entidades químicas que aumentam a permeabilidade da pele, tais como sulfóxido, álcoois, polióis, alcanos, ácidos gordos, ésteres, aminas, terpinas, tensioactivos, ciclodextrinas, água, etc.[27,28,29]

1.15.2- Método físico

Estes métodos foram testados para criar uma administração transdérmica eficaz de medicamentos,

I. Iontoforese

A iontoforese envolve a aplicação de força eletromotriz para conduzir ou repelir iões de carga oposta através das camadas dérmicas para a área a tratar, ou para os tecidos circundantes para um tratamento localizado. Os iões com carga positiva são conduzidos para a pele no ânodo, enquanto os iões com carga negativa são conduzidos para a pele no cátodo.

Estudos demonstraram um aumento da permeação cutânea de fármacos em eléctrodos anódicos/catódicos, independentemente da carga iónica molecular predominante. A iontoforese facilita a administração de fármacos através da barreira, por exemplo, a administração de pilocarpina em testes de diagnóstico da fibrose quística,

A lidocaína parece ser uma abordagem promissora para o início rápido da anestesia. Corantes, marcadores e anestésicos administrados encapsulados em vesículas lipídicas por iontoforese. [25, 27]

II. Electroporação

A electroporação é um método de aplicação de impulsos de alta tensão na pele que tem sido sugerido para induzir a formação de poros transitórios. As tensões elevadas (-100 V) e as curtas durações de tratamento (milissegundos) são as mais frequentemente utilizadas. A tecnologia tem sido utilizada com êxito para aumentar a permeabilidade cutânea de moléculas com lipofilicidade e tamanho diferentes (ou seja, pequenas moléculas, proteínas, péptidos e oligonucleótidos), incluindo a estrutura molecular de penetrantes biofarmacêuticos. Sistema de administração de fármacos por electrotransporte melhorado para fentanil e sufentanil. Verificou-se que o fluxo de electrotransporte transdérmico de fentanil e sufentanil depende da respectiva concentração em solução aquosa.[25,27]

III. Ultra-sons (iontoforese e fonoforese)

Esta técnica envolve a utilização de energia ultra-sónica para melhorar a administração transdérmica de solutos, quer simultaneamente, quer através de um pré-tratamento. Utiliza ultra-sons de baixa frequência (55kHz) com uma duração média de 15 segundos para aumentar a permeabilidade da pele.[25, 27]

IV. Radiação laser

Este método envolve a exposição direta e controlada de um laser à pele, o que resulta na ablação do estrato córneo sem danificar significativamente a epiderme subjacente. Foi demonstrado que a remoção do estrato córneo através deste método melhora a administração de medicamentos lipofílicos e hidrofílicos.[25, 27]

V. Dispositivos baseados em microagulhas

Os primeiros sistemas Microneedle, descritos em 1976, consistiam num reservatório de fármaco e numa pluralidade de projecções.

Foram utilizados adesivos transdérmicos com projeção microscópica denominados microagulhas para facilitar o transporte transdérmico de fármacos. As agulhas com cerca de 10-100 µm de comprimento estão dispostas em matrizes. Quando pressionadas na pele, as matrizes fazem uma punção microscópica que é suficientemente grande para transportar a macromolécula, mas suficientemente pequena para que o doente não sinta a penetração ou a dor. As Eg-The são utilizadas no desenvolvimento de vacinas cutâneas contra o tétano e a gripe.[25, 27]

VI. Abrasão da pele

A técnica de abrasão envolve a remoção direta ou a rutura das camadas superiores da pele para facilitar a permeação de medicamentos aplicados topicamente. Alguns destes dispositivos baseiam-se em técnicas empregues por dermatologistas para o rejuvenescimento superficial da pele (por exemplo, microdermoabrasão), que são utilizadas no tratamento da acne, cicatrizes, hiperpigmentação e outras manchas cutâneas.[25]

VII. Energia térmica

A energia térmica, quando aplicada na pele, provoca um aumento da permeabilidade cutânea. O aquecimento durante a aplicação tópica de um medicamento dilata a via de penetração na pele e aumenta a energia cinética e o movimento das partículas na área tratada, o que facilita a absorção do medicamento.[28]

VIII. Radiofrequência

Envolve a exposição da pele a uma corrente alternada de alta frequência que resulta na formação de micro canais na membrana induzidos pelo calor. A taxa de administração do fármaco é controlada pelo número e pela profundidade dos micro canais formados pelo dispositivo. A duração do tratamento é inferior a um segundo.[24]

1.16- Adesivos transdérmicos aprovados pela FDA dos EUA[30]

Quadro -3 Lista de pensos transdérmicos aprovados pela FDA dos EUA

Ingrediente ativo	**Nome do produto do adesivo**	**Dose e tamanho**	**Administração da dose**	**Indicação clínica**
Clonidina	Catapres-TTS	2,5-7,5 mg em 3,5-10,5 cm^2	0,7-2,1 mg em 7 dias	Hipertensão
Etinilestradiol Norelgestromina	Ortho-evara	0,75 mg de OE e 6mg N IN 20 cm^2	0,14 mg de OE e 1,05 mg em 7 dias	Contracetivo
Fentayl	Duragesic	2,5-10 mg/cm^2	1,8-7,2 mg em 3 dias	Analgesia
Lidocaína	Lidoderma	700 mg em 140cm^2	10-32mg em 12 horas	Reuralgia pós-hepática
Lidocaína e epinefrina	Iontocaína	20-50 mg L e 10-25µg E em 5,7-11,1 cm^2	40 mA /min Iontoforese	Anestesia dérmica
Nicotina	Harbitol Nicoderm-CQ Nictrol	8,3-11,4 mg em 3,5-30 cm^2	5-22 mg em 16 24 horas	Cessação do tabagismo
Nitroglicerina	Nitro-dur Transdérmico - nitro	12,5-160 mg em 5-40 cm^2	1,2-11,2 mg em 12-14 horas	Angina
17 β-estradiol Estradiol (O) Noretindrona	Alora climara Combipatch	0,39-20 mg em 2,5-44 cm^2 0,51 0,6 mg de O e 2,7-4,8 mg de N em 9-16 cm^2	0.075-0.7mg em 3.7 d 0.15-0.20 mg O e .421.0mg N em 3-4 dias	Substituição hormonal Substituição hormonal
Oxibutinina	Oxytrol	36mg em 39cm^2	11,7-15,6 mg em 3-4 dias	Bexiga hiperactiva
Escopolamina	Transderm escopo	1,5 mg em 2,5 cm^2	1,0 mg em 3 dias	Movimento doença
Testosterona	Androderm Testoderme,TTS	10-328mg em 37-60 cm^2	2,5-6,0 mg em 1 dia	Hipogonadismo

Os sistemas de administração transdérmica de medicamentos têm sido utilizados como sistemas de administração de medicamentos seguros e eficazes. Foram feitos muitos progressos no domínio dos adesivos transdérmicos. Devido à grande vantagem do sistema de administração transdérmica de fármacos em relação ao sistema convencional de administração de fármacos, reduz os efeitos secundários, a frequência de dosagem e aumenta a adesão do doente, pelo que este sistema suscita grande interesse por parte dos investigadores no desenvolvimento de novas abordagens no domínio do novo sistema de administração de fármacos.

CAPÍTULO 2
FINALIDADE E OBJECTIVOS DA INVESTIGAÇÃO

A administração de fármacos através da pele tem sido sempre uma área de investigação difícil devido às propriedades de barreira exibidas pela camada mais externa da pele, o estrato córneo. Nas últimas duas décadas, o sistema de administração transdérmica de medicamentos tornou-se uma tecnologia comprovada que oferece benefícios clínicos significativos em relação a outras formas de dosagem. As formas de dosagem orais convencionais têm o inconveniente significativo de uma biodisponibilidade reduzida devido ao metabolismo hepático de primeira passagem. Para melhorar os caracteres do sistema de administração transdérmica de fármacos, foi criado um sistema que melhorará a eficácia terapêutica e a segurança dos fármacos em locais específicos do corpo, reduzindo assim o tamanho e o número de doses. A pele é um meio eficaz a partir do qual ocorre a absorção do fármaco e entra na circulação sistémica durante um período de tempo.

No caso do produto transdérmico, o objetivo da dosagem é maximizar o fluxo através da pele para a circulação sistémica e, simultaneamente, minimizar a retenção e o metabolismo do fármaco na pele. As desvantagens dos fármacos anti-hipertensivos, como a administração mais frequente, o metabolismo de primeira passagem extenso e a biodisponibilidade variável, fazem com que seja um candidato ideal para a formação de um sistema de administração transdérmica de fármacos.

2.1- AIM

O objetivo deste estudo é desenvolver e otimizar o sistema de administração transdérmica de um fármaco anti-hipertensivo através da avaliação físico-química e de outros possíveis testes de controlo de qualidade.

2.2- OBJECTIVOS

A conceção dos adesivos transdérmicos será levada a cabo para atingir os seguintes objectivos

I. Desenvolver um sistema de administração de medicamentos conveniente para doentes hipertensos

II. Tentar melhorar o problema da fraca biodisponibilidade do medicamento anti-hipertensivo administrado por via oral.

III. Para evitar a irritação gastrointestinal causada pelas formas de dosagem convencionais.

IV. Libertar os medicamentos através da pele com um padrão de libertação pré-determinado e controlado.

V. Melhorar a conformidade dos doentes

Tendo em conta o objetivo do projeto, o Telmisartan foi selecionado como candidato a fármaco anti-hipertensivo e como sistema de administração transdérmica controlada por difusão de matriz polimérica para estudos posteriores.

CAPÍTULO-3

REVISÃO DA LITERATURA

Um adesivo transdérmico é um adesivo medicamentoso que é colocado na pele para administrar uma dose específica de medicamento através da pele e o medicamento entra na corrente sanguínea· Os adesivos transdérmicos são utilizados para tratar a doença, como o adesivo transdérmico anti-hipertensivo para a hipertensão, o adesivo TD de escopolamina para o enjoo, o adesivo de fentanil para a dor analgésica, o adesivo TD de nitroglicerina para a dor anginosa, etc.

De acordo com a pesquisa bibliográfica, a administração oral de fármacos anti-hipertensores apresenta uma biodisponibilidade baixa devido ao metabolismo de primeira passagem que resulta na administração de doses mais elevadas de fármaco, o que provoca efeitos secundários no doente. Por vezes, os medicamentos anti-hipertensores também causam irritação gástrica e desconforto gástrico. As desvantagens dos fármacos anti-hipertensores orais, como a administração de doses mais frequentes, o metabolismo de primeira passagem extenso e a biodisponibilidade variável, fazem com que seja um candidato ideal para o sistema de administração transdérmica de fármacos.

Após a pesquisa bibliográfica de fármacos anti-hipertensivos, para este trabalho de projeto foi escolhido o Telmisartan como candidato a fármaco.[30] O telmisartan é um antagonista do recetor ɪɪ angiotensivo (ABS) usado no tratamento da hipertensão. Geralmente, os bloqueadores dos receptores ɪɪ angiotensivos, como o Telmisartan, ligam-se aos receptores da angiotensina ɪɪ tipo 1 (AT1) com elevada afinidade, causando a inibição da ação da angiotensina ɪɪ no músculo liso vascular, levando, em última análise, a uma redução da pressão arterial.[31]

O telmisartan é rapidamente absorvido pelo trato gastrointestinal; a biodisponibilidade oral absoluta depende da dose e é de cerca de 42% após uma dose de 40 mg e de 58% após uma dose de 160 mg. O pico de concentração plasmática do telmisartan é atingido cerca de 0,5 a 1 hora após uma dose oral. O telmisartan está mais de 99% ligado às proteínas plasmáticas. É excretado quase totalmente na face através da bílis, principalmente como fármaco inalterado. A semi-vida de eliminação terminal é de cerca de 24 horas. Na dose oral de Telmisartan, o efeito hipotensor atinge o seu pico dentro de 3 horas e persiste durante pelo menos 24 horas. O efeito hipotensor máximo ocorre cerca de 4 a 8 semanas após o início da terapêutica. Na hipertensão, Telmisartan é administrado numa dose inicial de 40 mg uma vez por dia. Esta pode ser aumentada, se necessário, até uma dose máxima de 80 mg uma vez por dia. Deve ser considerada uma dose mais baixa em doentes com insuficiência hepática ou renal.[32]

O telmisartan preenche os critérios de seleção de medicamentos para TDDS porque tem baixa biodisponibilidade oral, apresenta metabolismo de primeira passagem, irritação gástrica, etc.

Os pensos transdérmicos podem ser formulados através de quatro métodos, que são os seguintes

I. Sistema TDD controlado por permeação de membrana polimérica

II. Sistemas TDD controlados por difusão de matriz polimérica

III. Sistemas TDD controlados por gradiente de reservatório de fármacos

IV. Sistemas TDD controlados por dissolução de microrreservatórios [9]

Existem quatro tipos de métodos para desenvolver os adesivos transdérmicos, o método TDDS controlado por difusão da matriz polimérica foi selecionado para a formulação do sistema TDD neste trabalho de projeto.

4.1- Revisão da literatura sobre pensos transdérmicos anti-hipertensores

Os fármacos anti-hipertensores utilizados na formulação de adesivos transdérmicos são maleato de timolol, cloridrato de nicardipina, captopril, atenolol, tartarato de metoprolol, clonidina, indapamida labetolol, pinacidil, cloridrato de verapamil, carvedilol, nitrendipina, nifedipina, nicorandil, cloridrato de propranolol, cloridrato de diltiazem, basilato de amlodipina e lisinopril. A clonidina foi o primeiro medicamento anti-hipertensivo desenvolvido sob a forma de adesivo transdérmico. A hipertensão é uma das doenças que mais mortes causa na humanidade. Uma vez que se trata de uma doença crónica, é necessário um tratamento a longo prazo.[33]

Medicamentos anti-hipertensores utilizados para baixar a tensão arterial na hipertensão. A hipertensão é uma doença muito frequente, sobretudo depois da meia-idade. As directrizes do JNC 7[@] (2003) e da OMS-ISH[@] (2003) definiram-na como sendo de 140 mm Hg sistólica e 90 mm Hg diastólica, sendo que o risco parece aumentar mesmo acima de 120/80 mm Hg.[34]

A formulação foi desenvolvida em diferentes cenários. Na revisão da literatura, a atenção centrou-se principalmente nos adesivos transdérmicos de um medicamento anti-hipertensivo que reduz a hipertensão.

Os medicamentos utilizados na formulação de adesivos transdérmicos são descritos a seguir na literatura.

Através do estudo de toda esta literatura de revisão que se baseou em adesivos transdérmicos juntamente com fármacos anti-hipertensivos, decidiu-se que tipo de polímeros eram necessários para a formulação de adesivos transdérmicos neste projeto.

4.1.1- Valsartan

O valsartan é um antagonista do recetor AT1 e a sua afinidade com o recetor AT1 é semelhante à do valsartan. A sua biodisponibilidade oral é em média de 23% e os alimentos interferem com a sua absorção. A eliminação ocorre principalmente pelo fígado na forma inalterada com um t1/2 de 6-9 horas; a ação dura 24 horas. **Gulam Irfani et al. 2011**, formularam a administração transdérmica de valsartan em diferentes concentrações (10%, 20% e 30%) de glicerina como plastificante e uma mistura de duas concentrações diferentes de polímeros (PVPK30, HPMC e Eudragit RS 100) foi formulada pelo método de moldagem por solvente. O estudo da interação fármaco-polímero foi efectuado utilizando FTIR. Os adesivos de valsartan formulados apresentaram boas características físico-químicas. Foram também efectuados estudos de difusão in vitro utilizando uma membrana de celofane numa célula de difusão artificial de Keshary chein. Os resultados indicaram que, à medida que a concentração de glicerina aumenta, a taxa de difusão dos pensos de valsartan também aumenta. Entre os polímeros, a combinação de Eudragit RS 100 com HPMC aumentou a taxa de difusão.[35]

4.1.2- Cloridrato de propranolol

O cloridrato de propranolol é um bloqueador beta utilizado no tratamento da hipertensão. Devido à sua curta semi-vida biológica (3,9 h), é necessária uma administração controlada. **Murthy TEGK et al., 2010**, prepararam uma membrana de controlo da taxa para TDDS utilizando acetato de celulose e EC com vários solventes para avaliar a influência do solvente nas propriedades mecânicas e de permeabilidade das películas. Acetona: metanol (8:2), diclorometano: metanol (8:2), clorofórmio: metanol (8:2) e acetato de etilo: metanol (8:2) foram utilizados como solventes na preparação de filmes de acetato de celulose e etilcelulose. O plastificante, como o ftalato de dibutilo ou o propilenoglicol, é utilizado numa concentração de 40% p/p do peso do polímero. A taxa de transmissão de vapor de água diminuiu na ordem das películas em vários solventes, como se segue em ambos os casos: acetato de etilo: metanol > acetona: metanol (8:2) > diclorometano: metanol (8:2), clorofórmio: metanol (8:2). As películas de acetato de celulose utilizadas com acetato de etilo: metanol (8:2) como solvente de moldagem produziram uma área baixa (1,29 cm2) de adesivo com a taxa de libertação desejada.[36]

4.1.3- Losartan

O losartan é um antagonista competitivo e agonista inverso da A-II, 10 000 vezes mais seletivo para os receptores AT1 e AT2. O losartan provoca uma descida da PA nos doentes hipertensos, que se mantém durante 24 horas. A absorção oral não é afetada pelos alimentos, mas a biodisponibilidade é de apenas 33% devido ao metabolismo de primeira passagem. A semi-vida plasmática é de 2 horas 14. **Arnab Bagchi et al. 2010**, prepararam 18 películas transdérmicas medicamentosas diferentes utilizando misturas de polímeros hidrofóbicos e hidrofílicos como a etilcelulose com polivinilpirrolidona e etilcelulose com hidroxipropilmetilcelulose e o ftalato de dibutilo foi utilizado como plastificante pela técnica de evaporação de solventes. O álcool polivinílico foi utilizado para preparar a membrana de suporte. Foram estudados os parâmetros físico-químicos, como o teor de humidade, a absorção de humidade, a espessura, a resistência à dobragem da película, a resistência à tração, a irritação da pele e a morfologia da superfície das películas. As formulações que continham uma maior proporção de polímeros hidrofílicos misturados com menores proporções de polímeros hidrofóbicos revelaram-se menos consistentes em comparação com os adesivos compostos por uma maior proporção de polímeros hidrofóbicos. Assim, a mistura de polímeros hidrofílicos permite uma melhor libertação do fármaco dos pensos transdérmicos.[37]

4.1.4- Cloridrato de diltiazem

O cloridrato de diltiazem é um bloqueador dos canais de cálcio utilizado no tratamento de arritmia, angina de peito e hipertensão. **Dorle A K et al.**, **2005,** prepararam adesivos transdérmicos do tipo matriz compostos por diferentes proporções de PR (colofónia polimerizada), PVP (polivinilpirrolidona) e DTH (cloridrato de diltiazem) através da técnica de evaporação de solventes num anel de vidro. A dispersão uniforme obtida foi moldada numa membrana de suporte de PVA e seca a 60°C durante 8 horas. Os resultados do presente estudo concluem que a taxa de libertação do fármaco a partir das películas e a permeação através da pele aumentam com o aumento da carga de fármaco e PVP, mas são independentes da espessura da película: PVP (7:3) são promissores para a avaliação do desempenho farmacocinético e farmacodinâmico num modelo animal adequado.[38]

4.1.5- Carvedilol

O carvedilol, um bloqueador β-adrenérgico não seletivo utilizado na hipertensão, é rápida e extensivamente absorvido a partir do trato gastrointestinal.

A biodisponibilidade absoluta é de aproximadamente 25% a 35% devido a um grau significativo de metabolismo de primeira passagem **Barhate SD et al.2009**, prepararam adesivos de carvedilol pelo método de moldagem por solvente utilizando uma combinação de PVA e PVP K30 juntamente com glicerina, PEG 400 e PG como plastificantes. Observou-se que o adesivo com PVA: PVP na proporção de 8:6, juntamente com os plastificantes utilizados, era um sistema promissor de libertação controlada de fármaco transdérmico para o carvedilol. Os estudos de permeação cutânea in vitro dos adesivos transdérmicos formulados revelaram que a permeação do fármaco a partir da formulação contendo 20% p/p e 40% p/p de PEG 400 foi de 91,50% e 94,21%, respetivamente. Os resultados indicam que o PEG 400, basicamente incluído como plastificante, também melhora a permeação in vitro do carvedilol. Os adesivos transdérmicos formulados de carvedilol apresentam uma cinética de libertação de ordem zero.[39]

4.1.6- Nicorandil

O nicorandil pertence à classe de compostos conhecidos como activadores dos canais de potássio, tem uma semi-vida curta e o regime de dosagem oral habitual é de 5 a 40 mg duas a quatro vezes por dia. Por conseguinte, para reduzir a frequência de administração e melhorar a adesão dos doentes à terapêutica, é desejável a administração de Nicorandil uma vez por dia. **Jamakandi VG et al. 2009**, utilizaram a técnica de moldagem por solvente para formular adesivos de HPMC contendo diferentes graus de polímero HPMC (6 cps, 15 cps e K4M) como base da matriz, polietilenoglicol como plastificante e DMSO como potenciador de penetração. Os adesivos do tipo matriz preparados foram avaliados quanto à sua caraterização físico-química, seguida de estudos in vitro e ex vivo na pele da orelha de suínos. Os resultados mostram que os pensos transdérmicos com 6 cps 2% p/v HPMC, 30% p/v PEG 400 e 6% p/v DMSO como potenciador de penetração apresentaram uma libertação máxima (44,7%) e oferecem uma menor resistência ao movimento do fármaco devido à sua elevada natureza hidrofílica e ao elevado valor de permeabilidade à água **40**.

4.1.7- Indapamida

A indapamida é um hipertensor de ação prolongada com ação diurética e vasodilatadora. Esta ação anti-hipertensiva é máxima na dose de 2,5 mg/dia e o efeito diurético é ligeiro, geralmente sem manifestações clínicas. A administração oral deste medicamento tem algumas desvantagens, como a administração frequente e as reacções adversas.

Além disso, uma vez que a indapamida se destina normalmente a ser tomada durante um longo período, a adesão do doente é também muito importante. **Shashikant D. Barhate et al, 2010**, fabricaram e avaliaram uma película bioadesiva transdérmica contendo indapamida utilizando Eudragit RS100, ácido láurico, ácido adípico, álcool polivinílico e sorbitol. As experiências de permeação in-vitro foram realizadas em célula de difusão de Franz utilizando pele de rato recém-excisada durante 12 h. Os resultados da permeação da indapamida em soluções de 2 mg/ml e 5mg/ml em tampão fosfato (pH7,4) mostraram um comportamento de permeação significativo. Os resultados da permeação in vitro das películas transdérmicas mostraram boas características de permeação através da pele, com libertação linear a partir da película F3. O Eudragit RS 100 e o acetato de polivinilo em proporções de 1:2 provaram ser a melhor composição para a preparação da película transdérmica, que pode ser um sistema terapêutico promissor e inovador para a indapamida.[41]

4.1.8- Captopril [31]

O captopril, um inibidor oralmente ativo da enzima de conversão da angiotensina, tem sido amplamente utilizado no tratamento da hipertensão e da insuficiência cardíaca congestiva. O medicamento é considerado um fármaco de eleição na terapêutica anti-hipertensiva devido à sua eficácia e baixa toxicidade. Tem uma semi-vida média de 2 a 3 h, mas a ação dura 6-12 h. O captopril apresenta uma biodisponibilidade de 75%, mas a presença de alimentos reduz a absorção oral em 30-50%. **Sunita Jain et al., 2007**, desenvolveram uma matriz de difusão do tipo TDDS de captopril empregando diferentes rácios de polímeros, EC e HPMC como (3:1) e (2:2). Os estudos in vitro de permeação cutânea e de vitrodissolução mostraram que a libertação de captopril foi maior nas matrizes que continham uma relação CE: HPMC de 2:2 em comparação com

3:1. O captopril da matriz contendo EC: HPMC com um rácio de 2:2 foi capaz de penetrar através da pele abdominal do coelho. O estudo in vivo mostra que as matrizes preparadas não tiveram qualquer efeito irritante e foram estáveis durante 3 meses.[42]

4.1.9- Atenolol e tartarato de metoprolol

O atenolol e o tartarato de metoprolol são bloqueadores β1 que são absorvidos de forma incompleta pelo trato gastrointestinal, com meias-vidas de cerca de 6-7 h. **Agrawal SS et al 2007**, prepararam diferentes adesivos transdérmicos do tipo matriz que incorporam atenolol e tartarato de metoprolol com o objetivo de estudar o efeito dos polímeros na libertação transdérmica dos fármacos.

Os polímeros seleccionados foram a polivinilpirrolidona, o ftalato de acetato de celulose, o HPMC e o EC. O PG foi utilizado como plastificante e o 1,8-cineol como potenciador da penetração. Foram efectuados estudos de permeação in vitro utilizando a pele abdominal do rato como membrana de permeação na célula de Keshary-Chien. Os resultados indicaram que a libertação máxima foi obtida às 48 h (85% e 44% de atenolol e tartarato de metoprolol, respetivamente). Os estudos de permeação do fármaco através da pele do cadáver mostraram uma redução de cerca de 27% na quantidade de libertação do fármaco em comparação com a pele abdominal do rato.[43]

4.1.10- Maleato de timolol

O maleato de timolol é um agente bloqueador dos adrenoreceptores beta utilizado no tratamento de doenças cardiovasculares como o enfarte do miocárdio, a angina de peito e a hipertensão. **M Hanan et al, 2009,** investigaram a viabilidade de um adesivo transdérmico controlado por matriz baseado num éster de ácido gordo de açúcar (SE) como potenciador de penetração e absorção contendo maleato de timolol (TM). A influência do tipo de ácido gordo, do comprimento da cadeia e do equilíbrio hidrofílico-lipófilo (HLB) na libertação in vitro do fármaco, bem como a sua permeação através da pele de ratos sem pelo, foram estudadas e comparadas com o objetivo de selecionar uma fórmula de adesivo para desempenho clínico. Os resultados indicaram que, entre as diferentes SE experimentadas, a SE de laurato com um comprimento de cadeia de ácidos gordos mais curto e um valor HLB mais elevado aumentou significativamente a quantidade de TM libertada do adesivo (99 ± 2,1%) e a sua permeação através da pele de rato (86 ± 4,3%). Os valores totais de permeação e fluxo do fármaco foram aproximadamente 5 vezes maiores em comparação com o adesivo sem SE. O adesivo desenvolvido foi bem tolerado por todos os indivíduos, registando-se apenas uma irritação moderada da pele, que recuperou em 24 horas após a remoção do adesivo. Os resultados são muito encorajadores e oferecem uma abordagem alternativa para manter um perfil mais elevado, prolongado e controlado do nível sanguíneo do fármaco durante 18-24 horas. [44]

4.1.11- Labetolol

O Labetolol é um bloqueador não seletivo dos receptores adrenérgicos α e β. Liga-se competitivamente a estes receptores e inibe a proliferação de sintomas cardiovasculares, por exemplo, hipertensão. Também sofre um extenso metabolismo hepático de primeira passagem (60-75%), o que leva a uma fraca biodisponibilidade na administração oral. **Aqil M et al 2005**, adoptaram a técnica de evaporação de solventes para a preparação de TDDS.

Foram preparadas diferentes formulações utilizando diferentes proporções de combinação de Eudragit RL100, Eudragit RS 100 e PVP K30. O dimetilsulfóxido (10-12% w/w) foi utilizado como potenciador e o PEG 400 (2,5-7,5% w/w) como plastificante. A libertação máxima de fármaco foi de 90,26% em 48 h para a formulação com Eudragit RL100: Eudragit RS100 (7,5:4,5) e foi de 83,24% para a formulação com Eudragit RL100: PVP K30 (9,0:2,0).[45]

4.1.12- Clonidina

A clonidina é um fármaco anti-hipertensivo de ação central com uma semi-vida plasmática de 8-12 h e um pico de concentração que ocorre em 2-4 h. A clonidina reduz eficazmente a pressão arterial em doentes com hipertensão ligeira a moderada. Quando a terapia transdérmica foi comparada com a administração oral de clonidina, a eficácia foi semelhante para as duas modalidades de administração. No entanto, os efeitos secundários, como a sonolência e a boca seca, ocorreram com menos frequência nos doentes tratados com clonidina transdérmica. **Mao Zhenmin et al, 2006**, prepararam um novo tipo de polímero de poliacrilatos sintetizado em laboratório pelo método de cura por UV e estudado em sistemas de libertação controlada de fármacos por membrana. Neste método, as membranas foram fotossintetizadas por radiação UV de misturas de três monómeros de acrilato: acrilato de 2-hidroxi-3-fenoxipropilo, acrilato de 4-hidroxibutilo e tiglato de sec-butilo em diferentes proporções com o foto-iniciador, peróxido de benzoílo. Foram investigados os efeitos das proporções de monómeros, da espessura das membranas e da concentração de clonidina nas taxas de permeação das membranas. As membranas foram caracterizadas por FTIR, DSC e SEM. Verificou-se que o novo tipo de membranas podia controlar a libertação linear de clonidina nos sistemas de administração transdérmica de fármacos.[46]

4.1.13- Nitrendipina

A nitrendipina, uma molécula anti-hipertensiva potente, que é um bloqueador da entrada de cálcio e um vasodilatador periférico potente, é alegadamente bem absorvida após administração oral, mas sofre um metabolismo de primeira passagem extenso e a biodisponibilidade oral varia entre 10% e 20%.

Gannu R et al 2005, prepararam TDDS do tipo matriz de nitrendipina por técnica de evaporação de solvente.

Os polímeros formadores de película utilizados na formulação foram preparados com dez formulações compostas por Eudragit RL100 e HPMC nas proporções de 5:0, 4:1, 3:2, 2:3, 1:4 no conjunto de formulações A e Eudragit RS100 e HPMC nas mesmas proporções no conjunto de formulações B, respetivamente. Todas as formulações continham 6% v/w de carvona como potenciador de penetração e 15% v/w de propilenoglicol como plastificante em diclorometano e metanol como sistema solvente. A libertação máxima do fármaco em 24 h para as formulações da série A foi de 89,29% (2:3) e 86,17% para a série B (1:4). [47]

3.1.14-Pinacidil

O pinacidil, um fármaco anti-hipertensivo pertencente à classe dos abridores dos canais de potássio, foi considerado um bom candidato para a administração transdérmica de fármacos. A biodisponibilidade do pinacidil a partir de formulações orais é de apenas 57% devido ao metabolismo hepático de primeira passagem. O fármaco tem uma semi-vida biológica curta de 1,6 a 2,9 h, o que torna necessária uma dosagem frequente para manter o fármaco nos níveis sanguíneos terapêuticos durante longos períodos. A ação anti-hipertensiva requer concentração plasmática na faixa de 100 a 300 µg/L. **Aqil Mohd et al 2004,** empregou a técnica de fundição de filme para preparar TDDS de pinacidil monohidratado para o gerenciamento eficaz da hipertensão por até 48 h. O filme transdérmico consiste em Eudragit RL100 e PVP K30 com diferentes proporções de polímero junto com 20% p / p de droga, 5% p / p de plastificante (PEG 400), 5% de DMSO como intensificador de penetração. Os TDDS foram avaliados in vitro quanto à libertação do fármaco (utilizando um conjunto de pá sobre disco) e à permeação cutânea (utilizando uma célula de difusão) no modelo de pele de rato. A formulação do polímero apresenta um rácio de 6 partes de Eudragit RL100 e 4 partes de PVP K30 foram consideradas mais eficazes quando comparadas com outras proporções de polímero.

4.1.15- Cloridrato de verapamil

O cloridrato de verapamil é um inibidor do influxo de iões de cálcio. É amplamente utilizado no tratamento da angina, hipertensão e taquiarritmia supraventricular. A semi-vida plasmática do cloridrato de verapamil é de 2 a 7 horas, o que exige doses múltiplas. É absorvido em cerca de 90% pelo trato gastrointestinal, mas está sujeito a um metabolismo de primeira passagem considerável e a sua biodisponibilidade é de cerca de 20-30%. **KusumDevi V et al2003**, prepararam adesivos transdérmicos de cloridrato de verapamil utilizando quatro polímeros diferentes (simples e combinados) como HPMC 15 cps, Eudragit RL100, Eudragit RS100 e EC nos quais o fármaco foi incorporado.

As formulações foram optimizadas utilizando 23 desenhos factoriais, sendo o Eudragit RL100 o polímero de base. O penso preparado a partir de Eudragit RL 100 apresentou uma taxa máxima de transmissão de vapor de água, % de absorção de humidade e % de perda de humidade, o que se deve à hidrofilicidade. A substituição por Eudragit RS100, HPMC e EC diminuiu todos os valores acima referidos com a diminuição do seu grau de hidrofilicidade. O adesivo contendo 8 partes de Eudragit RL 100 e 2 partes de HPMC com plastificante, isto é, ftalato de dibutilo (30% do peso do polímero), emergiu como a formulação mais satisfatória, considerando as propriedades tecnológicas.

4.1.16- Nifedipina

A nifedipina é um medicamento potente, amplamente utilizado no tratamento da hipertensão. Devido ao extenso metabolismo de primeira passagem, a sua biodisponibilidade é baixa. **Sankar V et al.2003,** conceberam e avaliaram adesivos transdérmicos de nifedipina. Na investigação, foram preparadas películas poliméricas de CE sem fármaco para conhecer a sua adequação à aplicação transdérmica como membrana de controlo e foram incorporados plastificantes como o óleo de rícino (30% p/p) e o glicerol (40% p/p). No estudo, foi utilizado o CE para o fabrico, que tinha uma boa propriedade de formação de película. O estudo de avaliação físico-química revela que não se registaram alterações físicas como o aspeto, a cor e a flexibilidade quando as películas foram armazenadas à temperatura ambiente. A resistência à dobragem foi melhor nas películas contendo óleo de rícino quando comparadas com as películas contendo glicerol. Os estudos de libertação de fármaco in vivo em coelhos revelaram que a libertação controlada in vivo de nifedipina é possível com adesivos. Embora a libertação do fármaco tenha sido lenta durante as horas iniciais (até 4 h) dos adesivos CE contendo 40% de glicerol como plastificante, a percentagem máxima de libertação foi atingida em 24 h. Verificou-se que a libertação foi de 82,6% do fármaco carregado no final de 24 h. **50**

4.1.17- Cloridrato de nicardipina

O cloridrato de nicardipina, um bloqueador dos canais de cálcio, é utilizado para o tratamento da angina crónica estável e da hipertensão. O início de ação do medicamento é de 5-10 minutos e a duração da ação é de 15-30 minutos. A semi-vida do medicamento varia entre 2-4 h e a biodisponibilidade varia entre 20-40%.

Krishnaiah YSR et al., 2002, desenvolveram um sistema terapêutico transdérmico moderado por membrana de cloridrato de nicardipina utilizando gel de hidroxilpropilcelulose (HPC) a 2% p/p como sistema reservatório contendo 4% p/p de limoneno como potenciador de penetração. Verificou-se que o fluxo de permeabilidade do cloridrato de nicardipina através da membrana de copolímero de etileno e acetato de vinilo aumenta com o aumento do teor de acetato de vinilo no copolímero. Foi também estudado o efeito de vários adesivos sensíveis à pressão MA-31 (adesivo acrílico moderado sensível à pressão), MA-38 (adesivo acrílico moderado sensível à pressão) ou TACKWHITE A 4MED (emulsão acrílica sensível à pressão à base de água) na permeabilidade do cloridrato de nicardipina através da membrana de acetato de etileno vinilo 2825 (28% p/p de acetato de vinilo) ou do compósito membrana/pele. Os resultados mostraram que a permeabilidade do cloridrato de nicardipina através da membrana de etileno-acetato de vinilo 2825 revestida com TACKWHITE 4A MED/compósito de pele foi mais elevada do que a revestida com MA-31 ou MA-38. [51]

4.2- Adesivos transdérmicos em investigação

Os seguintes adesivos transdérmicos estão a ser objeto de investigação[6]

Quadro -4Patches transdérmicos em investigação

S. Não	Produto	Medicamento ativo	Desenvolvimento de adesivo transdérmico	Indicação
1.	Estraderm	Estradiol	Membrana	Síndrome pós-menstrual
2.	Duragesic	Fentanil	Reservatório	Adesivo para alívio da dor
3.	Alora	Estradiol	Matriz	Pós-menstrual Síndroma
4.	Climara	Estradiol	Matriz	Pós-menstrual Síndroma
5.	Androderm	Testosterona	Membrana	Hipogonadismo nos homens
6.	Captopress TTS	Clonidina	Membrana	Hipertensão
7.	Combipatch	Estradiol	Matriz	Síndrome pós-menstrual
8.	Esclim	Estradiol	Matriz	Terapia de substituição hormonal
9.	Deponit	Nitroglicerina	Medicamento em adesivo	Angina de peito
10.	FemPatch	Estradio	Matriz	Síndrome pós-menstrual
11.	Lidoderma	Lidocaína	Medicamento em adesivo	Anestésico
12.	Ortho Evra	Estradiol	Medicamento em adesivo	Síndrome pós-menstrual
13.	Testoderme TTS	Testosterona	Reservatório	Hipogonadismo nos homens
14.	Habitraol	Nicotina	Medicamento em adesivo	Cessação do tabagismo
15.	Prostep	Nicotina	Reservatório	Cessação do tabagismo
16.	Nicotrol	Nicotina	Medicamento em adesivo	Cessação do tabagismo
17.	Vivelle	Estradiol	Reservatório	Síndrome pós-menstrual
18.	Matrifeno R	Fentanil	Reservatório	Adesivo para alívio da dor
19.	NuPatch 100	Diclofenac	Medicamento em	Anti-inflamatório

		dietilamina	adesivo	
20.	Nicoderm CQ	Nicotina	Medicamento em adesivo	Cessação do tabagismo
21.	Vivelle-Dot	Estradiol	Reservatório	Síndrome pós-menstrual
22.	Minitrans	Nitroglicerina	Medicamento em adesivo	Angina de peito
23.	Nitrodisco	Nitroglicerina	Micro reservatório	Angina de peito
24.	Nitrodur	Nitroglicerina	Matriz	Angina de peito
25.	Transderm Nitro	Nitroglicerina	Reservatório	Angina de peito
26.	Oxytrol R	oxibutinina	Matriz	Bexiga hiperactiva
27.	Nuvelle TS	Estradiol	Medicamento em adesivo	Terapia de substituição harmónica

De acordo com a revisão da literatura, o medicamento Telmisartan foi considerado adequado para a formulação de adesivos transdérmicos. Porque o medicamento Telmisartan é pouco solúvel em clorofórmio, ligeiramente solúvel em metanol e insolúvel em água.

Para a libertação do fármaco a partir de TDDS, podem ser utilizados polímeros hidrofílicos, como HPMC, PEG, PVP, PVA, hidroxil etil celulose, etc., porque se dissolvem em água e são responsáveis por uma libertação mais rápida do fármaco a partir de adesivos dérmicos. Os polímeros EC, Eudragit RS-100 são de natureza lipofílica e dissolvem-se em solventes orgânicos como metanol, álcool etílico, clorofórmio, metanol, etc., porque são responsáveis pela libertação controlada do fármaco dos adesivos transdérmicos. Para a formulação de adesivos transdérmicos, os sistemas TDD controlados por difusão de matriz polimérica foram considerados os mais adequados para este projeto.

CAPÍTULO-4

PERFIL DO MEDICAMENTO E DOS EXCIPIENTES

Para a formulação de adesivos transdérmicos, são necessárias duas classes de substâncias: o fármaco e os excipientes

O candidato a medicamento selecionado para o desenvolvimento do sistema de administração transdérmica de medicamentos é o Telmisartan. A descrição do Telmisartan é a seguinte

4.1- PERFIL DO MEDICAMENTO

4.1.1- Característica química

- **Nome do medicamento:** Telmisartan
- **Sinónimos:** Micardis
- **Estrutura:**

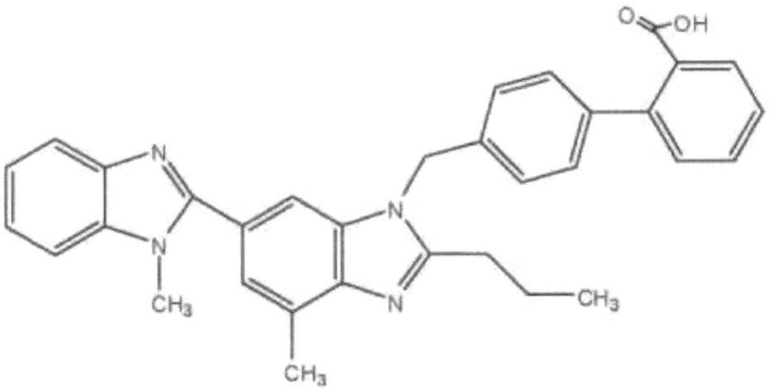

Figura no. 7 Estrutura do Telmisartan

- **Fórmula química:** C H N O333042
- **Nome IUPAC:**

Ácido 2(4{[4metil6(1metil1H1,3benzodiazol2il)2propil1H1,3benzodiazol1il] metil}fenil)benzoico

- **Log P :** 6,6
- **pka (ácido mais forte):** 3.65
- **pka (base mais forte):** 1.13
- **Solubilidade em água:** 0,0035 mg/ml

4.1.2- Taxonomia

- **Reino**: Compostos Orgânicos
- **Super classe**: Benzenoides
- **Classe**: Benzeno e derivados substituídos
- **Subclasse**: Bifenilos e seus derivados

4.1.3- Propriedades farmacocinéticas

- **Biodisponibilidade:** A biodisponibilidade do telmisartan é dependente da dose, pelo que a biodisponibilidade absoluta do telmisartan é de 42-58%. Os alimentos diminuem ligeiramente a biodisponibilidade (observa-se uma diminuição de cerca de 6% quando a dose de 40 mg é administrada com alimentos).
- **Ligação às proteínas**: >99,5%
- **Volume de distribuição**: 500 L
- **Metabolismo**: Minimamente metabolizado por conjugação para formar um acilglucuronido farmacologicamente inativo; o glucuronido do composto original é o único metabolito que foi identificado no plasma e na urina humanos. As isoenzimas do citocromo P450 não estão envolvidas no metabolismo do telmisartan.
- **Meia-vida** : 24 horas
- **Excreção** : Eliminado inalterado nas fezes por excreção biliar
- **Depuração**: >800 mL/min
- **Dose:** 20 mg, 40 mg, 80 mg

4.1.4- Características farmacológicas

- **Indicação:**

Utilizado isoladamente ou em associação com outras classes de anti-hipertensores para o tratamento da hipertensão. Também utilizado no tratamento da nefropatia diabética em doentes hipertensos com diabetes mellitus tipo 2, bem como no tratamento da insuficiência cardíaca congestiva (apenas em doentes que não toleram os inibidores da ECA).

- **Contra-indicações e precauções:**

O telmisartan é contraindicado durante a gravidez.

Tal como outros medicamentos que afectam o sistema renina angiotensina (RAS), o telmisartan pode causar defeitos congénitos, nados-mortos e mortes neonatais. Não deve ser tomado por mulheres a amamentar, uma vez que não se sabe se o medicamento passa para o leite materno.

- **Modo de ação:**

O telmisartan interfere com a ligação da angiotensina II ao recetor AT da angiotensina II, ligando-se reversível e seletivamente aos receptores no músculo liso vascular e na glândula suprarrenal. Como a angiotensina II é um vasoconstritor, que também estimula a síntese e a libertação de aldosterona, o bloqueio dos seus efeitos resulta numa diminuição da resistência vascular sistémica. O telmisartan não inibe a enzima de conversão da angiotensina, outros receptores hormonais ou canais iónicos. Estudos também sugerem que o telmisartan é um agonista parcial do PPARγ, que é um alvo estabelecido para fármacos antidiabéticos. Isto sugere que o telmisartan pode melhorar o metabolismo dos hidratos de carbono e dos lípidos, bem como controlar a resistência à insulina sem causar os efeitos secundários que estão associados aos activadores totais do PPARγ. O telmisartan é um candidato adequado para a formulação de um sistema de administração transdérmica de fármacos como terapia anti-hipertensiva.[52]

4.2- PERFIL DOS EXCIPIENTES

Os seguintes excipientes foram utilizados para o desenvolvimento do Telmisartan TDDS

4.2.1- Polímeros

4.2.1.1- HPMC (Hidroxipropilmetilcelulose)

4.2.1.2- Eudragit RS-100

4.2.1.3- EC (Etilcelulose)

4.2.2- Melhorador de permeabilidade (DMSO)

4.2.3- Plastificante (DBP)

4.2.4- Solventes (Metanol, Clorofórmio)

4.2.1.1- HPMC (Hidroxipropilmetilcelulose)

- **Descrição:** O HPMC é um pó fibroso ou granular branco ou branco-creme, inodoro e insípido.
- **Sinónimos:**

Benecel MHPC, E464, hidroxipropilmetilcelulose, HPMC, hipromelose, Methocel, éter de metilcelulose propilenoglicol, metil hidroxipropilcelulose, Metolose, MHPC, Pharmacoat, Tylopur, Tylose MO.

- **Estrutura:**

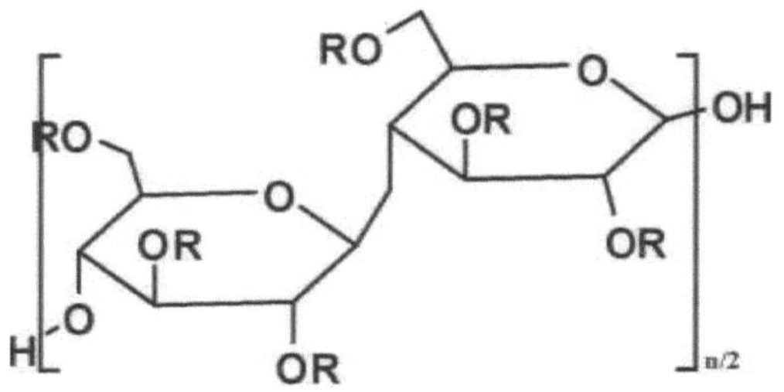

Figura no. 8 Estrutura da HPMC

Em que R é H, CH3, ou CH3CH (OH) CH2

❖ **Denominação química:** Éter metílico hidroxipropílico de celulose

❖ **Acidez/alcalinidade pH:** 5,0-8,0 para uma solução aquosa a 2% p/p.

❖ **Temperatura de auto-ignição:** 360 C^0

❖ **Densidade (a granel):** 0,341 g/cm^3

❖ **Densidade (vazada):** 0,557 g/cm^3

❖ **Densidade (verdadeira):** 1,326 g/cm^3

❖ **Gravidade específica:** 1,26

❖ **Ponto de fusão:** castanho a 190-200^0 C; carbonizado a 225-230^0 C. A temperatura de transição vítrea é de 170-180 $C.^0$

❖ **Teor de humidade**: O HPMC absorve a humidade da atmosfera; a quantidade de água absorvida depende do teor de humidade inicial e da temperatura e humidade relativa do ar circundante.

❖ **Aplicações na formulação ou tecnologia farmacêutica:**

O HPMC é amplamente utilizado em formulações farmacêuticas orais, oftálmicas, nasais e tópicas. Em produtos orais, o HPMC é utilizado principalmente como aglutinante de comprimidos, em revestimento de película e como matriz para utilização em formulações de comprimidos de libertação prolongada. Concentrações entre 2% e 5% p/p podem ser utilizadas como aglutinante em processos de granulação húmida ou seca. Os graus de alta viscosidade podem ser utilizados para retardar a libertação de fármacos de uma matriz a níveis de 10-80% p/p em comprimidos e cápsulas. O HPMC também é utilizado em formas de dosagem oral líquida como agente de suspensão e/ou espessante em concentrações que variam de 0,25-5,0%. Dependendo do grau de viscosidade, concentrações de 2-20% p/p são utilizadas para soluções formadoras de filme para revestir comprimidos. Os graus de viscosidade mais baixos são utilizados em soluções aquosas de revestimento de película, enquanto os graus de viscosidade mais elevados são utilizados com solventes orgânicos.

❖ **Solubilidade:**

Solúvel em água fria, formando uma solução coloidal viscosa; praticamente insolúvel em água quente, clorofórmio, etanol (95%) e éter, mas solúvel em misturas de etanol e diclorometano, misturas de metanol e diclorometano e misturas de água e álcool. Alguns tipos de HPMC são solúveis em soluções aquosas de acetona, em misturas de diclorometano e propan-2-ol e noutros solventes orgânicos. Alguns tipos são expansíveis em etanol.

❖ **Viscosidade:**

Está disponível comercialmente uma vasta gama de tipos de viscosidade. As soluções aquosas são mais frequentemente preparadas, embora a HPMC possa também ser dissolvida em álcoois aquosos, como o etanol e o propan-2-ol, desde que o teor de álcool seja inferior a 50% p/p. Podem também ser utilizadas misturas de diclorometano e etanol para preparar soluções viscosas de HPMC. As soluções preparadas com solventes orgânicos tendem a ser mais viscosas; o aumento da concentração também produz soluções mais viscosas. Para preparar uma solução aquosa, recomenda-se que o HPMC seja disperso e completamente hidratado em cerca de 20-30% da quantidade necessária de água. A água deve ser vigorosamente agitada e aquecida a 80-90^0 C e, em seguida, o HPMC deve ser adicionado. A fonte de calor pode ser removida quando o HPMC estiver completamente disperso na água quente. De seguida, deve ser adicionada água fria suficiente para produzir o volume necessário, continuando a agitar.[53]

4.2.1.2- EUDRAGIT RS 100

❖ **Descrição:**

O Eudragit RS, referido como copolímeros de metacrilato de amónio na monografia USP32-NF27, são copolímeros sintetizados a partir de ésteres de ácido acrílico e de ácido metacrílico, tendo o Eudragit RS (Tipo B) 5% de grupos funcionais de amónio quaternário. Os grupos de amónio estão presentes como sais e dão origem a uma permeabilidade dos polímeros independente do pH. Os polímeros do tipo B são insolúveis em água, as películas preparadas a partir de Eudragit RS são apenas ligeiramente permeáveis à água. Estão disponíveis como soluções prontas a usar a 12,5% em propan-2-ol acetona (60:40). As soluções são incolores ou ligeiramente amarelas, e podem ser límpidas ou ligeiramente turvas; têm um odor caraterístico dos solventes.

❖ **Sinónimos:**

Copolímero de metacrilato de amónio, copolímero de metacrilato de butilo básico, Eastacryl, Eudragit, Kollicoat MAE, dispersão de poliacrilato a 30 por cento, metacrilatos poliméricos.

❖ **Estrutura:**

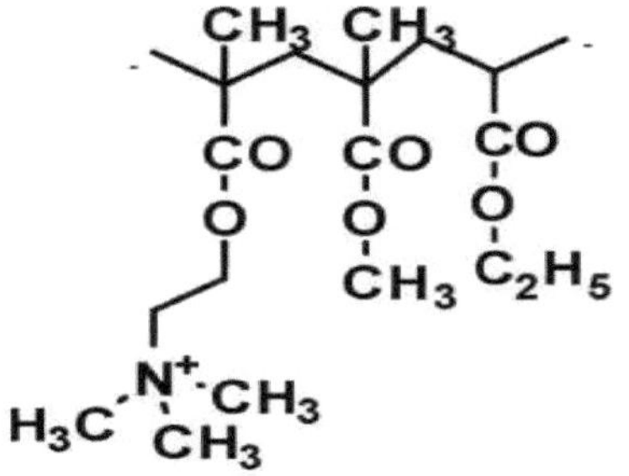

Figura no. 9 Estrutura do eudragit RS100

ParaEudragit RS:

R1 = H, CH3

R2 = CH3, C2H5

R3 = CH3

- **Denominação química:** Poli(acrilato de etilo, metacrilato de metilo, cloreto de metacrilato de trimetilamónio etilo) 1 : 2 : 0,2
- **Densidade (a granel):** 0,390 g/cm^3
- **Densidade (batida):** 0,424 g/cm^3
- **Aplicações na formulação ou tecnologia farmacêutica:**

Os polimetacrilatos são utilizados principalmente em formulações orais de cápsulas e comprimidos como agentes de revestimento de película, dependendo do tipo de polímero utilizado, podem ser produzidas películas com diferentes características de solubilidade. O Eudragit RS é utilizado para formar revestimentos de película insolúveis em água para produtos de libertação prolongada. Os polimetacrilatos são também utilizados como aglutinantes em processos de granulação húmida aquosa e orgânica. Quantidades maiores (5-20%) de polímero seco são utilizadas para controlar a libertação de uma substância ativa a partir de uma matriz de comprimidos. Os polímeros sólidos podem ser utilizados em processos de compressão direta em quantidades de 10-50%. Os polímeros de polimetacrilatos podem ainda ser utilizados para formar as camadas matriciais de sistemas de administração transdérmica e foram também utilizados para preparar novas formulações de gel para administração rectal.

- **Solubilidade**: O Eudragit RS 100 é solúvel em solventes orgânicos, tais como acetona, álcoois, diclorometano, acetato de etilo.
- **Viscosidade:** Inferior a 150 mPa s para o eudragit RS.[53]

4.2.1.3- EC (ETILCELULOSE)

- **Descrição:** O CE é uma substância insípida, de fluxo livre, de cor branca a castanho-claro.
- **Sinónimos:**

Aquacoat ECD, Aqualon, Ashacel, E462, Ethocel, ethylcellulosum, surelease.

- **Estrutura:**

Figura no. 10 Estrutura do CE

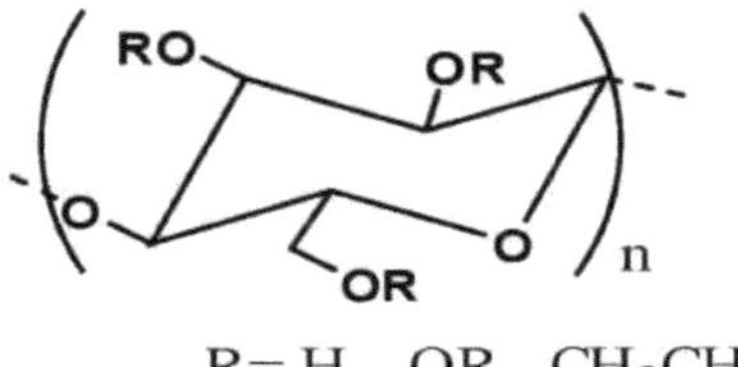

R= H OR CH_2CH_3

- **Denominação química:** éter etílico de celulose
- **Densidade (a granel):** 0,4 g/cm3
- **Densidade específica:** 1,12-1,15g/cm^3
- **Ponto de fusão:** castanho a 190-200^0 C, carbonizado a 225-230^0 C. A temperatura de transição vítrea é de 129-133 C.^{0}
- **Teor de humidade**: A etilcelulose absorve muito pouca água do ar húmido ou durante a imersão, essa pequena quantidade evapora-se rapidamente.
- **Categoria funcional:** Agente de revestimento, agentes aromatizantes, aglutinante de comprimidos, enchimento de comprimidos, agente de aumento de viscosidade.
- **Aplicações na formulação ou tecnologia farmacêutica:**

A etilcelulose é amplamente utilizada em formulações farmacêuticas orais e tópicas. O revestimento de CE é utilizado para modificar a libertação de um fármaco, para mascarar um sabor desagradável, ou para melhorar a estabilidade da formulação, por exemplo, quando os grânulos são revestidos com CE para inibir a oxidação, a formulação de comprimidos de libertação modificada também pode ser produzida utilizando CE como uma formulação de matriz. Na formulação de comprimidos, o CE pode ser utilizado adicionalmente como aglutinante, sendo o CE misturado a seco ou granulado húmido com um solvente como o etanol a 95%. Na formulação tópica, o CE é utilizado como agente espessante em cremes, loções ou géis, desde que seja utilizado um solvente adequado.

- **Solubilidade:**

A EC é praticamente solúvel em glicerina, propilenoglicol e água. A etilcelulose que contém menos de 46,5% de grupos etoxilo é livremente solúvel em clorofórmio, acetato de metilo e tetra-hidrofurano e em misturas de hidrocarbonetos aromáticos com etanol (95%). O EC que contém pelo menos 46,5% de grupos etoxilo é muito solúvel em clorofórmio, etanol (95%), acetato de etilo, metanol e tolueno.

Viscosidade:

A viscosidade do EC é medida tipicamente a 25^0 c utilizando 5% p/v de etilcelulose dissolvida em 80% de tolueno:20% de etanol (p/p). Podem ser utilizados para produzir soluções a 5% p/v em misturas de solventes orgânicos com viscosidades normalmente compreendidas entre 7 e 100 mPa s (7-100 Cp).[53] **4.2.2- ALCANÇADOR DE PERMEABILIDADE (SULFOXIDO DE DIMETILO)**

❖ **Descrição:**

O dimetilsulfóxido apresenta-se como um líquido incolor e viscoso ou como cristais incolores que são miscíveis com água, álcool e éter. O material tem um sabor ligeiramente amargo com um travo doce e é inodoro, ou tem um ligeiro odor caraterístico do dimetilsulfóxido O dimetilsulfóxido é extremamente higroscópico, absorvendo até 70% do seu peso em água com evolução de calor.

❖ **Sinónimos:**

Deltan, dimexide, dimetilis sulfoxidum, dimetilsulfóxido, DMSO, Kemsol, metilsulfóxido, Procipiente, Rimso-50, sulfinilbismetano.

◆ **Estrutura:**

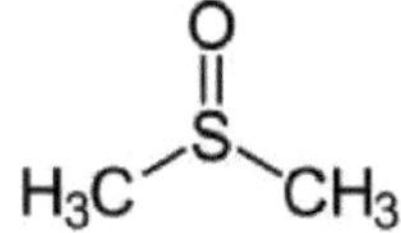

Figura no. 11 Estrutura do DMSO

❖ **Denominação química:** Sulfinilbismetano

❖ **Acidez/alcalinidade pH :** 8,5 (para uma mistura 50 : 50 com água)

❖ **Temperatura de auto-ignição:** 2158 C^0

❖ **Ponto de ebulição** : 1898 C^0

❖ **Densidade** : 1,0955 g/cm3 a 258 C^0

- **Constante dieléctrica** : 48,9 a 208 C^0
- **Momento de dipolo (D)** : 4,3 a 208 C^0
- **Constante de dissociação pKa** : 31,3
- **Entalpia de fusão** : 3,43 cal/mol
- **Entalpia de vaporização** : 12,64 cal/mol a 258 C^0
- **Ponto de inflamação** : 958^0 C (copo aberto)
- **Coeficiente de partição log (o/w)** : 2.03
- **Calor específico** : 0,7 cal/g (líquido)
- **Fórmula empírica e peso molecular :** C H_{26} OS ,78.13
- **Aplicações na formulação ou tecnologia farmacêutica:**

O dimetilsulfóxido é uma substância altamente polar, aprótica e, por conseguinte, desprovida de propriedades ácidas e básicas. O dimetilsulfóxido aumenta a penetração tópica dos fármacos devido à sua capacidade de deslocar a água ligada ao estrato córneo; isto é acompanhado pela extração de lípidos e por alterações na configuração das proteínas. Foram descritas as interacções moleculares entre o dimetilsulfóxido e o estrato córneo, em função da profundidade e do tempo. O dimetilsulfóxido está agora incorporado numa série de produtos regulamentados para aplicações de cuidados de saúde e de administração de medicamentos, incluindo a estabilização de formulações de produtos, aplicações de libertação sustentada e para a administração de polímeros médicos. A utilização do dimetilsulfóxido para melhorar a administração transdérmica foi registada para o diclofenac, a ciclosporina, o timolol e uma vasta gama de outros medicamentos. O dimetilsulfóxido foi também utilizado na formulação de uma injeção contendo alopurinol. Foi também investigada a sua utilização numa preparação parentérica experimental para o tratamento de tumores hepáticos. Nas formulações de idoxuridina para pintura, o dimetilsulfóxido actua como solvente para aumentar a solubilidade do medicamento e como meio de permitir a penetração do agente antiviral nos níveis mais profundos da epiderme. O dimetilsulfóxido foi também investigado como potencial agente terapêutico em doenças como a esclerodermia, a cistite intersticial, a artrite reumatoide e lesões músculo-esqueléticas agudas, e como analgésico.

- **Solubilidade:**

Miscível com água com evolução de calor; também miscível com etanol (95%), éter e a maioria dos solventes orgânicos; imiscível com parafinas, hidrocarbonetos. Praticamente insolúvel em acetona, clorofórmio, etanol (95%) e éter.[53]

4.2.3- PLASTISANTE (FTALATO DE DIBUTILO)

- **Descrição:** O ftalato de dibutilo apresenta-se como um líquido viscoso inodoro, oleoso, incolor ou muito ligeiramente amarelado.

❖ **Sinónimos:**

Araldite 502, ácido benzenodicarboxílico, éster di-n-butílico do ácido benzeno-o-dicarboxílico, ftalato de butilo, Celluflex DBP, DBP, 1,2-benzenodicarboxilato de dibutilo 1,2- dicarboxilato de dibutilo benzeno, éster dibutílico do ácido 1,2-benzenodicarboxílico, ftalas dibutílicas, ftalato de dibutilo, ftalato de di-n-butilo, Elaol, Ergoplast FDB;Genoplast B, Hatcol DBP, Hexaplast M/B, Kodaflex DBP; Monocizer DBP, Palatinol C, éster dibutílico do ácido ftálico, Polycizer DBP, PX 104; RC Plasticizer DBP, Staflex DBP, Unimoll DB, Vestimol C, Witcizer 300.

❖ **Estrutura:**

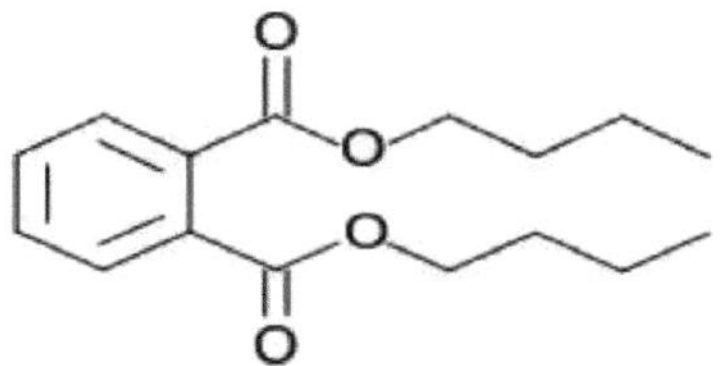

Figura no. 12-Estrutura do DBP

❖ **Denominação química:** 1,2-dicarboxilato de dibutilo e benzeno

❖ **Ponto de ebulição** : 340 C^0

❖ **Densidade**: 1,0627-1,0222 g/cm^2

❖ **Ponto de inflamação** :1718^0 C (copo aberto)

❖ **Ponto de fusão** : 358 C^0

❖ **Coeficiente de partição** : O: w log kow = 4,50

❖ **Índice de refração**: 1,491-1,495

❖ **Fórmula empírica e peso molecular:** C H O_{16224} ,278.34

❖ **Categoria funcional:** Agente de formação de película, plastificante, solvente.

❖ **Aplicações na formulação ou tecnologia farmacêutica:**

O ftalato de dibutilo é utilizado em formulações farmacêuticas como plastificante em revestimentos de película.

Foi avaliado como um agente formador de poros em novos sistemas de distribuição.

É também muito utilizado como solvente, particularmente em formulações cosméticas como antitranspirantes, champôs para o cabelo e sprays para o cabelo. Para além de uma série de aplicações industriais, o ftalato de dibutilo é utilizado como repelente de insectos, embora não seja tão eficaz como o ftalato de dimetilo.

❖ **Solubilidade**: Muito solúvel em acetona, benzeno, etanol (95%) e éter; solúvel 1 em 2500 de água a 208^0 C.[53]

4.2.4- Solventes:

Para o desenvolvimento de adesivos transdérmicos, foram utilizados solventes como o metanol e o clorofórmio. Para o desenvolvimento de pensos transdérmicos de Telmisartan, os ingredientes acima mencionados foram utilizados de acordo com a tabela de formulação.

CAPÍTULO-5

MATERIAIS E MÉTODO

Neste projeto, os adesivos transdérmicos de Telmisartan foram desenvolvidos utilizando diferentes aditivos juntamente com o API e o método adotado para a formulação de adesivos transdérmicos foi o sistema TDD controlado por difusão de matriz polimérica.

5.1- MATERIAIS

Vários produtos químicos, solventes, material de vidro e instrumentos utilizados durante o trabalho de projeto estão listados na tabela abaixo

5.1.1 -Química e excipientes

Quadro -5 Lista de materiais

S.N	CATEGORIA		FONTE
1	Medicamentos	Telmisartan I.P	Farmacêutica Unichem
2	Polímero	HPMC	SD Fine-chem.
3	Polímero	CE	SD Fine-chem.
4	Polímero	Eudragit RS-100	Evonic India Pvt Ltd
5	Plastificante	DBT	Merck Pvt Ltd
6	Melhorador de permeabilidade	DMSO	Merck Pvt Ltd
7	Solvente	Metanol	Merck Pvt Ltd
8	Solvente	Clorofórmio	Merck Pvt Ltd

O telmisartan IP foi obtido como amostra de oferta do Unichem Pharmaceutical Laboratory, Baddi. O polímero Eudragit Rs-100 foi também obtido como amostra de oferta da Evonic India Pvt, Ltd, Research Centre, Mumbai e outros excipientes como Hydroxyl Propyl Methyl Cellulose, Ethyl Cellulose, Plasticizer Dibutyl Phthalate e Permeability Enhancer Dimethyl Sulfoxide estavam disponíveis no departamento.

5.1.2 - Artigos de vidro

Neste projeto foi utilizado o seguinte material de vidro.

Quadro - 6 Lista de objectos de vidro

S.N	NOME DO OBJECTO DE VIDRO
1	Copo
2	Tubo capilar
3	Dessecador
4	Tubo de corte duplo
5	Funil
6	Vareta de vidro
7	Conta magnética
8	Cilindro de medição
9	Frascos de amostragem
10	Funil de separação
11	Tubo Thiele
12	Balão volumétrico

5.1.3 -Instrumentos

A análise e a avaliação foram efectuadas com a ajuda dos seguintes instrumentos.

Quadro -7 Lista de instrumentos

S.N	LISTA DOS INSTRUMENTOS UTILIZADOS	NOME DA EMPRESA
1	Balança de pesagem digital	Afcoset
2	Paquímetro digital eletrónico	Universal
3	Forno de ar quente	Universal
4	Agitador magnético	Índia científica moderna
5	Aparelho de ponto de fusão	Perfit
6	Microcentrifugação	Microcentrífuga Remi-12c
7	FTIR	Thermo scientific
8	Espectrofotómetro UV	Shimadzu UV-1601

5.2-MÉTODO

5.2.1- Estudos de pré-formulação

5.2.1.1- Teste de identificação de drogas

O teste de identificação da droga foi efectuado de acordo com o IP.

5.2.1.1.1- Propriedade organoléptica do medicamento

De acordo com a farmacopeia indiana, o medicamento (Telmisartan) foi caracterizado fisicamente com base na cor, ordem e sabor. Todos estes parâmetros foram registados e comparados com o padrão. [54]

5.2.1.1.2- Ponto de fusão

O ponto de fusão do medicamento (Telmisartan) foi determinado pelo método do tubo capilar. Neste método, uma pequena quantidade do fármaco foi colocada no capilar e uma das extremidades do capilar foi fechada. O tubo capilar foi colocado em tubos de Thiele cheios de líquido sobre um queimador de gás. A temperatura foi então aumentada e anotada a temperatura. Quando a droga começou a derreter. Repetir estes procedimentos pelo menos três vezes e tirar a média. O ponto de fusão do medicamento Telmisartan é 262-263^0 C. [55, 56, 57]

5.2.1.1.3- Coeficiente de partição

Para a determinação do coeficiente de partição do fármaco, tomou-se uma proporção igual de clorofórmio e água (10 ml cada). Nesta mistura, foi adicionada uma quantidade excessiva de fármaco e agitada adequadamente num funil de separação para misturar o fármaco com ambas as fases e deixar a mistura da solução durante 24 horas para uma separação adequada em duas fases, clorofórmio e água. Após 24 horas, as fases clorofórmio e água são separadas individualmente num copo. Sonicar o filtrado obtido para uma melhor depuração da solução durante 15 minutos a 80 Hz. Efetuar a diluição e verificar a absorvância a 295nm e determinar a concentração do fármaco em cada uma das fases. Repetir o mesmo procedimento em triplicado para maior exatidão. [58, 59]

5.2.2- Adoção do método analítico por espetrofotómetro UV

Para a análise da concentração de Telmisartan na formulação, foi utilizado o espetrofotómetro UV e, para a adoção do método, foram realizados os seguintes passos

5.2.2.1- Preparação de NaOH 0,1N (100 ml)

Pesou-se 0,4 mg de hidróxido de sódio e transferiu-se para um balão volumétrico de 100 ml, completando-se o volume para 100 ml com água.[54]

5.2.2.2- Preparação da solução de reserva

Para a preparação da solução estoque, 10 mg do medicamento puro foram pesados com precisão e dissolvidos em 10 ml de NaOH 0,1 N e, em seguida, o volume foi aumentado para 100 ml com NaOH 0,1 N para dar solução estoque padrão 100 **μg/ml**. Esta solução funciona como solução de reserva.[60, 61]

5.2.2.3- Determinação do λ max. do Telmisartan

A solução estoque de Telmisartan (100 **μg/ml**) foi preparada em NaOH 0,1. A partir da solução estoque, a amostra de concentração 10 **μg/ml foi preparada** por diluição apropriada. A amostra foi filtrada e digitalizada na faixa de 200-400 nm usando espectrofotômetro UV para determinar max.

5.2.2.4- Preparação da amostra de calibração

A amostra de calibração foi preparada a partir da solução de reserva (100 μg/ml). Da solução de estoque, 0,1, 0,2, 0,3, 0,4, 0,5, 0,6, 0,7, 0,8, 0,9, 1,0 ml de solução foi retirado da solução de estoque e o volume foi completado com NaOH 0,1 N para obter diluição em série (1,2,3,4,5,6,7,8,9 e 10 μg/ml). 0[6, 61]

5.2.2.5- Preparação da curva de calibração para o telmisartan

Para preparar a curva de calibração, foram preparadas diluições em série de Telmisartan na gama de concentrações de 1 Lig/ml a 10 Lig/ml em 0,1NaOH e a absorvância destas diluições foi determinada no espetrofotómetro UV a λ máx 295 nm, utilizando NaOH como branco. Os valores de absorvância correspondentes a cada concentração foram avaliados estatisticamente e representados num gráfico padrão entre a absorvância no eixo Y e a concentração no eixo X. [60, 61]

5.2.3- Estudos FTIR do fármaco e dos excipientes

Os espectros FTIR foram registados para o Telmisartan e para os adesivos transdérmicos preparados utilizando o FTIR termocinético na região de 4000-500 cm^{-1} .

10 mg de amostra foram misturados com brometo de potássio (200-400 mg) e o disco comprimido foi colocado no trajeto da luz, obtendo-se os espectros. Após a análise dos espectros, foram identificados os picos significativos relacionados com os principais grupos funcionais. Os espectros de amostras subsequentes do mesmo composto foram comparados com os originais.[7]

5.2.4- Desenvolvimento de pensos transdérmicos

Os adesivos transdérmicos podem ser formulados pelo método quádruplo seguinte,

I. Sistema TDD controlado por permeação de membrana polimérica

II. Sistemas TDD controlados por difusão de matriz polimérica

III. Sistemas TDD controlados por gradiente de reservatório de fármacos

IV. Sistemas de TDD controlados por dissolução em micro reservatórios

Entre estes métodos, o sistema TDD controlado por difusão de matriz polimérica foi utilizado para o desenvolvimento da formulação[9]

4.2.4.1- Formulação de pensos transdérmicos

Os adesivos transdérmicos do tipo matriz contendo Telmisartan foram preparados pelo método de moldagem por solvente. A proporção necessária de polímeros de acordo com a tabela de formulação (hidroxilpropilmetilcelulose, etilcelulose, eudragit RS-100) foi ponderada na proporção necessária de acordo com a tabela de formulação e dispersa em 15 ml de solvente de moldagem, ou seja, metanol e 2,5 ml de clorofórmio, por agitação contínua durante 5 a 6 horas. Em seguida, o ftalato de dibutilo (30% p/v do peso do polímero) foi incorporado como plastificante e o sulfóxido de dimetilo (20% e 30% p/v do peso do polímero) foi incorporado como potenciador de penetração na formulação. Por fim, o telmisartan (100 mg) foi adicionado à formulação com agitação contínua. Após a mistura completa, a solução foi deixada em repouso durante 20 minutos para garantir a remoção das bolhas de ar. Em seguida, a solução resultante foi vertida sobre uma folha de alumínio colocada num vidro Petridis e seca à temperatura ambiente durante 24 horas. A taxa de evaporação foi controlada invertendo um funil sobre o Petridis.

O solvente secou completamente em 24 horas, tendo o ftalato de dibutilo e o sulfóxido de dimetilo permanecido na matriz do polímero do fármaco. Após a secagem, as películas foram retiradas do vidro Petridis. Os adesivos foram então armazenados num exsicador com cloreto de cálcio.[63, 64, 65]

4.2.4.2- Gráficos de formulação

Para desenvolver os adesivos transdérmicos de Telmisartan, o fármaco (100mg), o solvente e as diferentes proporções de polímero, plastificante e potenciador de permeabilidade foram tomados como se segue, de acordo com a tabela de formulação.

Tabela -8 Gráfico de formulação

F.C	Medicamento (mg)	Relação polimérica HPMC: CE : E RS 100	DBT (m)l	POLÍMERO			DMSO (m)l	SOLVENTE Metanol, clorofórmio (m)l
				HPMC (mg)	CE (mg)	Eudragit RS 100 (mg)		
F1	100	2:1:0	0.129	300	150	0	0	3:1
F2	100	2:1:0	0.129	300	150	0	0.081	3:1
F3	100	2:1:0	0.129	300	150	0	0.121	3:1
F4	100	5:1:0	0.129	375	75	0	0	3:1
F6	100	5:1:0	0.129	375	75	0	0.081	3:1
F7	100	5.1:0	0.129	375	75	0	0.121	3:1
F5	100	5:0:1	0.129	375	0	75	0	3:1
F8	100	5:0:1	0.129	375	0	75	0.081	3:1
F9	100	5:0:1	0.129	375	O	75	0.121	3:1

HPMC-Hydoxypropylmethyl cellulose, EC-Ethyl cellulose, DBT (plastificante)-Dibutylmethyl cellulose (20% do peso do polímero), DMSO (potenciador de permeabilidade), Dimethyl sulfoxide (20%, 30% do peso do polímero), Solvent ratio 3:1 (metanol: clorofórmio).

5.2.5- Avaliação de pensos transdérmicos

As avaliações físico-químicas dos adesivos transdérmicos baseiam-se nos seguintes parâmetros.

5.2.5.1- Avaliação físico-química

5.2.5.1.1- Uniformidade de espessura

5.2.5.1.2- Variação de peso

5.2.5.1.3- Resistência à dobragem

5.2.5.1.4- Percentagem de absorção de humidade

5.2.5.1.5- Percentagem de perda de humidade

5.2.5.1.6- Uniformidade do conteúdo do medicamento

5.2.5.1.7- Libertação do fármaco in vitro[25]

5.2.5.1.1- Uniformidade da espessura do remendo

A espessura dos adesivos transdérmicos foi medida aleatoriamente em cinco locais diferentes, utilizando um compasso de calibre digital e os valores médios foram calculados. [58, 66, 67]

5.2.5.1.2- Estudo da variação de peso

A variação de peso foi estudada individualmente. Pesaram-se 5 amostras seleccionadas aleatoriamente e calculou-se o peso médio, não devendo o peso individual desviar-se do peso médio. Este teste fornece um meio para medir a uniformidade em termos de peso dentro de um lote, bem como de lote para lote. [68, 69]

5.2.5.1.3- Resistência dobrável

A resistência à dobragem consiste em determinar a capacidade de dobragem das películas submetidas a condições extremas de dobragem frequentes.

A resistência à dobragem é determinada pela dobragem repetida da película no mesmo local até esta se partir. O número de vezes que as películas podem ser dobradas no mesmo sítio sem se partirem é conhecido como resistência à dobragem. [63, 70]

5.2.5.1.4- -Teor percentual de humidade

As películas de cada formulação, pesadas com precisão, foram mantidas em exsicadores e expostas a uma atmosfera de 98% de humidade relativa (contendo cloreto de cálcio anidro) à temperatura ambiente e pesadas após 48 horas. O teste foi efectuado em triplicado. A percentagem de perda de humidade foi calculada como a diferença entre o peso inicial e o peso final em relação ao peso inicial para obter a curva padrão do fármaco em solução. [71, 64]

$$\% \text{ Moisture content} = \frac{\text{inital weigght} - \text{final weight}}{\text{inital weight}} \text{x} 100$$

5.2.5.1.5- Absorção de humidade

As películas pesadas são mantidas em exsicadores à temperatura ambiente durante 24 h. Em seguida, são retiradas e expostas a 84% de humidade relativa, utilizando uma solução saturada de cloreto de potássio em

dessecadores até se obter um peso constante. A percentagem de absorção de humidade é calculada como se indica a seguir. [72]

5.2.5.1.6- Determinação do teor de droga

O penso transdérmico da área especificada foi cortado em pequenos pedaços e colocado numa solução de NaOH 0,1N de 100 ml num agitador mecânico durante 20 minutos, de modo a permitir a dissolução de todo o medicamento. Retirou-se 1 ml da solução de reserva e o volume foi completado para 10 ml com solução de NaOH 0,1N. A solução foi filtrada e analisada espectrofotometricamente a λ max no

$$\% \text{ Moisture uptake} = \frac{\text{final weight} - \text{inital weight}}{\text{inital weight}} \text{x} 100$$

comprimento de onda de 295nm para obter a concentração do fármaco na solução. [73]

5.2.7.1.7-Planicidade

A construção da tira de película cortada a partir de uma película de matriz carregada com fármaco é um indicador da sua planicidade.

Foram cortadas tiras longitudinais da película de matriz medicamentosa preparada, o comprimento inicial da película foi medido e depois mantido à temperatura ambiente durante 30 minutos. Foram medidas as variações no comprimento devido à não uniformidade da planicidade. A planeza foi calculada medindo a construção das tiras e a percentagem zero de construção foi considerada igual a

$$\% \text{ construction} = \frac{\text{initial lenght of each strips in cm} - \text{final lenght of each strips in cm}}{\text{final lenght of each strips in cm}} \text{x} 100$$

100% de planeza. [74,75]

5.2.5.1.8- Estudos de libertação de fármacos in vitro

A libertação in vitro foi efectuada na membrana semipermeável utilizando um cilindro de extremidade aberta. O cilindro é constituído por duas câmaras, o compartimento dador e o compartimento recetor. O compartimento dador foi aberto no topo e exposto à atmosfera. A temperatura foi mantida a 37^0 C e o compartimento recetor foi equipado com uma porta de amostragem. O meio de difusão utilizado foi uma solução tampão de pH 7,4. O adesivo contendo o fármaco foi mantido no compartimento dador e foi separado dos compartimentos receptores por uma membrana semipermeável. A membrana semipermeável foi previamente embebida durante 24 horas em solução tampão de pH 7,4. O compartimento recetor contendo 100 ml de solução tampão de pH 7,4 num copo foi mantido a uma temperatura de 37±2 °C e agitado a 100 rpm com esferas magnéticas accionadas por um agitador magnético. 1 ml de solução foi retirado do compartimento recetor e o volume foi aumentado para 10 ml com solução de NaOH 0,1N. Uma amostra de 1 ml foi retirada em intervalos de tempo pré-determinados e substituída por solução de NaOH 0,1N fresca para manter a condição de afundamento. A concentração do fármaco foi determinada por espetrofotometria a 295 De acordo com a tabela de formulações, foram desenvolvidas nove formulações (de F1-F9) de Telmisartan TDDS e avaliadas para otimizar as formulações entre estas. Cada formulação foi desenvolvida em três lotes para minimizar os erros manuais que foram avaliados estaticamente.

CAPÍTULO-6

RESULTADOS E DISCUSSÃO

6.1- Estudos de pré-formulação

O estudo de pré-formulação do medicamento foi efectuado através da avaliação de parâmetros como,

6.1.1- Teste de identificação de drogas

O teste de identificação da droga foi efectuado de acordo com o método mencionado (IP), tendo os resultados sido os seguintes

6.1.1.1- Propriedade organoléptica do medicamento

- Cor - Branco ou ligeiramente amarelado
- Oder - Sem cheiro
- Sabor- Ligeiramente amargo
- Aspeto - Pó

6.1.1.2- Solubilidade

- 1M NaOHSolúvel
- Diclorometano Moderadamente solúvel
- MetanolFracamente solúvel
- Insolúvel em água

6.1.1.3- Ponto de fusão

Verificou-se que o ponto de fusão do medicamento era 262^0 C, e o intervalo normal $261\text{-}263^0$ C.

6.1.1.4- Coeficiente de partição

O coeficiente de partição do fármaco foi de 6,62 (log $_{PO/W}$), e o intervalo normal log $_{Po/w}$ é 6,68.

6.2- Adoção do método analítico por espectofómetro de UV

Para a avaliação analítica do fármaco em TDDS, foi selecionado o método espectrofométrico UV, conforme discutido no material e método. Primeiro, o λ max do telmisartan foi analisado.

6.2.1- Determinação do λ max do telmisartan

A partir da solução de reserva, foram preparadas soluções de 10 μg/ml de Telmisartan em NaOH 0,1 N. A solução foi analisada no intervalo de comprimento de onda de 200-400 nm. O λ max para Telmisartan em 0.1NaOH foi encontrado a 295nm.

Os espectros do telmisartan no espetrofotómetro UV são os seguintes

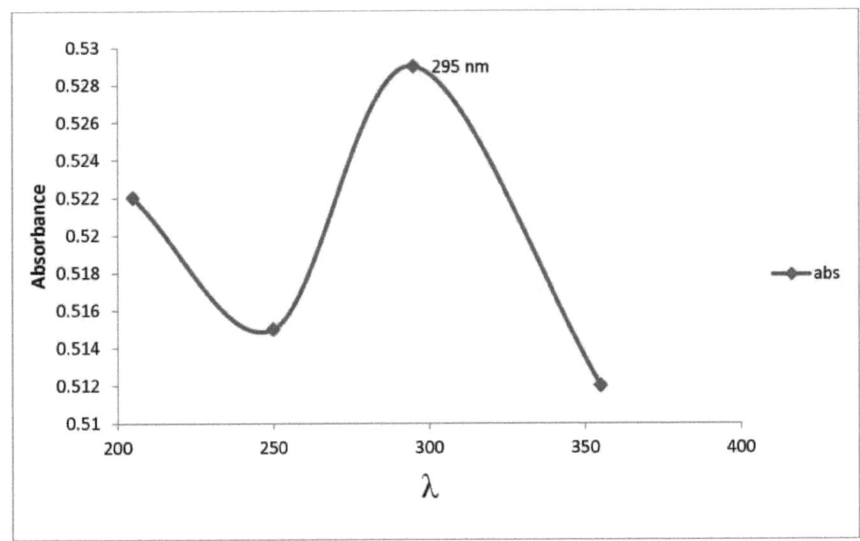

Figura no-13 Espectro do telmisartan em NaOH 0,1 N

6.2.1- Curva de calibração do telmisartan em NaOH 0,1 N

Para a preparação da curva de calibração, a amostra de calibração foi preparada a partir da solução de reserva (1, 2, 3, 4,5 ,5, 6, 7, 8 ,9, lOiig/ml). A absorvância da amostra foi determinada a 295 nm utilizando o espetrofotómetro Shimadzu 1601 UV. As absorvâncias em diferentes concentrações são as seguintes

Tabela - 9 Absorvância do telmisartan em NaOH 0,1 N a 295 nm

Concentração (µg/ml)	Valores regressivos de absorvância
0	0
1	0.051
2	0.105
3	0.159
4	0.213
5	0.267
6	0.321
7	0.375
8	0.429
9	0.483
10	0.537

O gráfico padrão traçado entre a absorvância no eixo Y e a concentração no eixo X foi considerado uma linha linear e estratega.

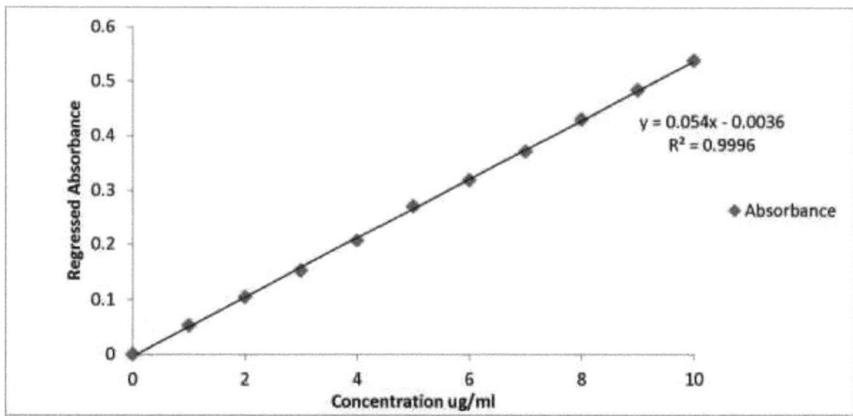

Figura no-14 Curva de calibração do telmisartan em NaOH 0,1N

6.3- Estudos FTIR do fármaco e dos excipientes

Os espectros FTIR foram registados para o Telmisartan e para os adesivos transdérmicos preparados utilizando o Thermoscintific FTIR na região de 4000-500 cm-1. Misturaram-se 10 mg de amostra com brometo de potássio (200-400 mg) e colocou-se um disco comprimido no trajeto da luz, obtendo-se os espectros. Após a análise dos espectros, foram identificados os picos significativos relacionados com os principais grupos funcionais. Os espectros de amostras subsequentes do mesmo composto foram comparados com os originais.

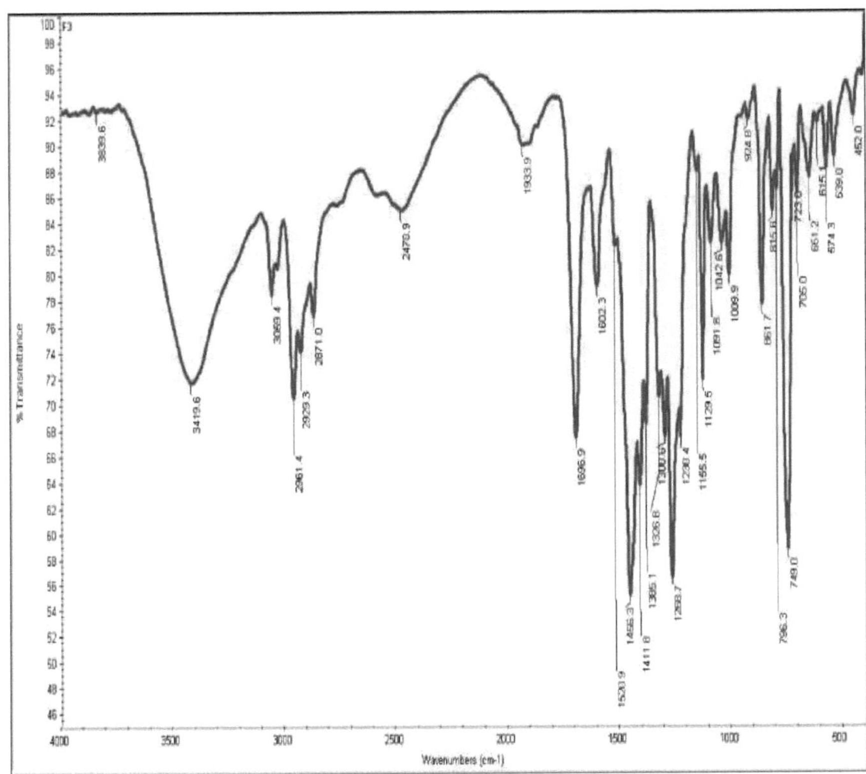

Figura no-15 Espectro FTIR **do Telmisartan** O espetro FTIR do Telmisartan apresenta as seguintes características: picos a 3419,6 Cm^{-} para alongamento N-H, 3059 Cm^{-} para alongamento C-H aromático, 2961.4 Cm^{-} para alongamento de C-H alifático, 1696.9 Cm^{-} para grupos carbonilo, 1602cm^{-} para curvas e alongamento de C=C aromático, 1520 Cm^{-} para alongamento de C=C em anel plano, 1456.3 Cm^{-} para grupos C=C aromáticos, 1385.1 Cm^{-} para alongamento assimétrico de C-H, 1268.7 Cm^{-} para grupos funcionais de ácido carbólico, 924.8 Cm^{-} para alcenos, 919-922 Cm^{-} para grupos isopropilo, 932-926 Cm^{-} para grupos t-butilo, 900-675 Cm^{-} para vibração de flexão de C-H fora do plano, 720 Cm^{-} para grupos de metileno de rocha.

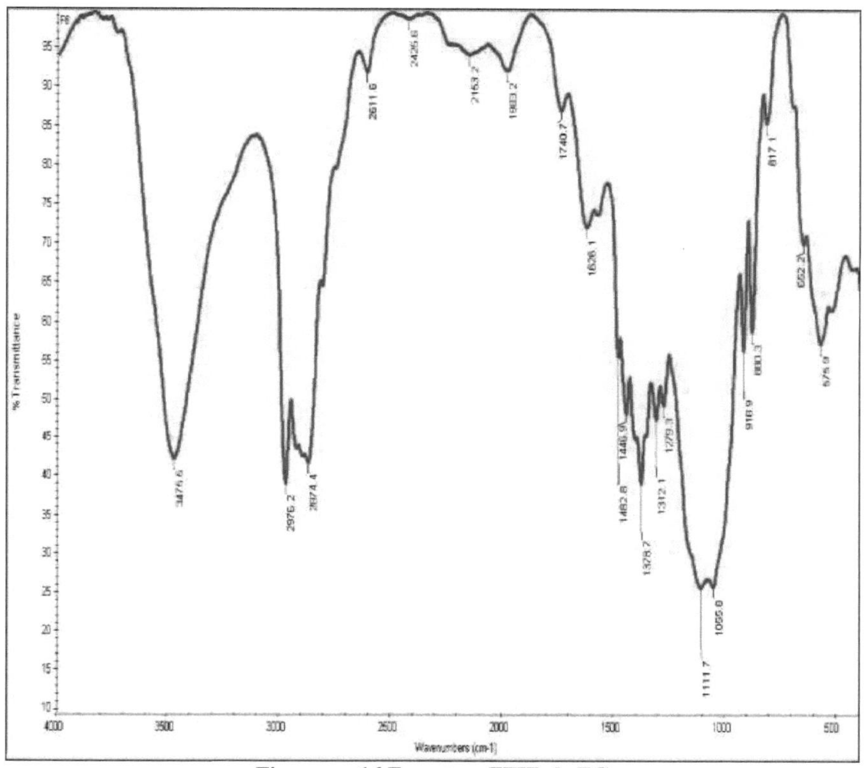

Figura no-16 Espectros FTIR de EC

O espetro FTIR da etilcelulose apresenta as seguintes características: picos a 3475,5 cm^{-1} para o estiramento N-N, 2976,2 cm^{-1} para o grupo alifático C-H, 1626,1 cm^{-1} para a curvatura C=C, estiramento, 1378,7 cm^{-1} para o modo de estiramento assimétrico C-H, 1279,3 cm^{-1} para os grupos metileno CH3, 918,9 cm^{-1} para os grupos isopropilo.

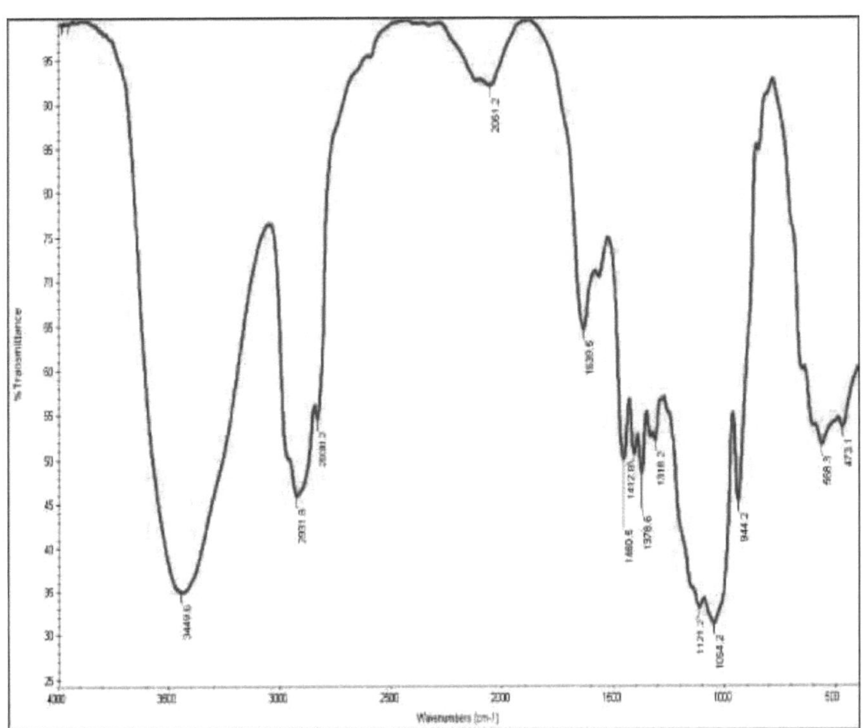

Figura no-17 Espectros FTIR de HPMC

O espetro FTIR do HPMC apresenta as seguintes características: picos a 3449,6 cm^{-1} para o grupo de estiramento N-H, 2931,8 cm^{-1} para os grupos alifáticos C-H, 1378,6 cm^{-1} para o modo de estiramento assimétrico C-H.

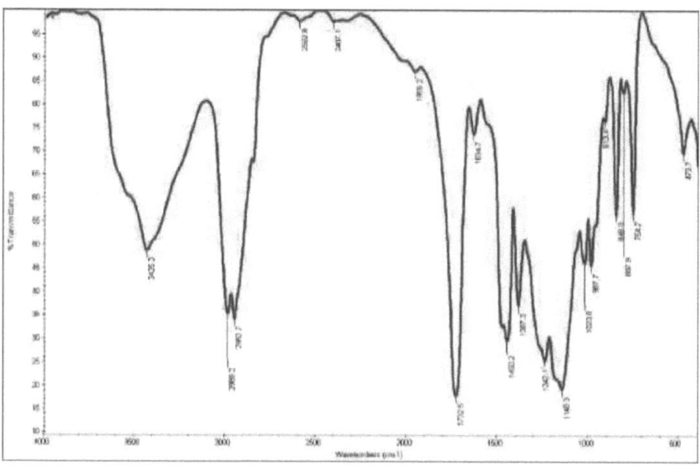

Figura no-18 Espectro FTIR do Eudragit RS-100

O espetro FTIR do Eudragit RS-100 apresenta as seguintes características: picos a 1387,3 cm^{-1} para estiramento assimétrico C-C.

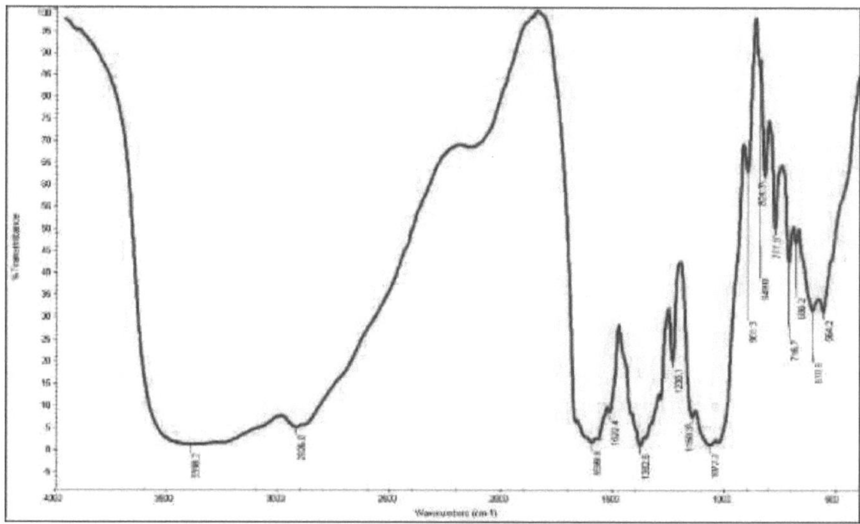

Figura no-19 Espectros FTIR da formulação F1

O espetro FTIR do lote F1 apresenta as seguintes características: picos a 3398,2 cm^{-1} para o estiramento N-H, 2926,0 cm^{-1} para o grupo alifático C-H, 1599,9 cm^{-1} para a curvatura e estiramento aromático C=C, 1382.6 cm^{-1} para estiramento assimétrico C-H, 1150.3, 1238.1 cm^{-1} para torção de metileno CH2, grupos oscilantes, 901.3 cm^{-1} para alcenos, 716.7 cm^{-1} para rocha de etileno em fase.

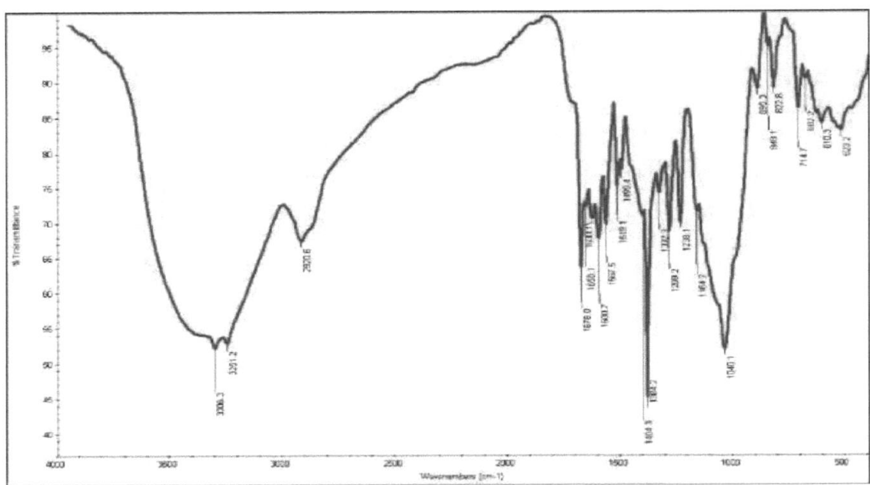

Figura no -20 Espectro FTIR da formulação F9

O espetro FTIR do lote F9 apresenta as seguintes características: picos a 3306,3 cm^{-1} para o estiramento N-H, 2920,6 cm^{-1} para o estiramento C-H, 1600,7 cm^{-1} para a flexão aromática C=C, estiramento, 1332,3 cm^{-1} para grupos metileno.

6.4- Avaliação de pensos transdérmicos

Todos os adesivos foram avaliados em relação aos seguintes parâmetros, de acordo com o método descrito no capítulo 5, Material e método.

I. Uniformidade de espessura

II. Variação de peso

III. Resistência à dobragem

IV. Percentagem de absorção de humidade

V. Percentagem de perda de humidade

VI. Uniformidade do conteúdo do medicamento

VII. Libertação do fármaco in vitro

Os adesivos transdérmicos de Telmisartan foram preparados com sucesso pelo método de difusão de matriz polimérica, conforme descrito na tabela de formulação. Por este método, foram desenvolvidos e avaliados nove lotes de adesivos transdérmicos, cada um com 3 lotes (F1-F9) com um fármaco (100 mg) e diferentes rácios de polímeros, plastificante, potenciadores de permeabilidade.

Tabela- 10 Resultados dos 9 lotes de adesivos transdérmicos

\ F.C S.N$^{x\chi}$ \	F1	F2	F3	F4	F5	F6	F7	F8	F9
Espessura (mm)	0.118 ±0.007	0.117 ±0.009	0.152 ±0.003	0.121 ±0.005	0.156 ±0.001	0.152 ±0.004	0.159 ±0.006	0.156 ±0.004	0.146 ±0.004
Peso variação (g)	0.055 ±0.003	0.051 ±0.001	0.056 ±0.002	0.052 ±0.001	0.052 ±0.009	0.057 ±0.006	0.045 ±0.010	0.051 ±0.011	0.049 ±0.013
% de humidade absorção	4.19 ±1.62	2.15 ±0.740	2.09 ±0.308	2.96 ±1.598	3.50 ±0.957	2.61 ±0.320	2.45 ±1.05	3.28 ±0.700	3.25 ±0.873
% de humidade perda	2.53 ±0.821	1.86 ±0.915	1.33 ±0.230	1.38 ±0.566	2.67 ±0.965	1.49 ±0.093	2.12 ±0.377	2.90 ±0.508	2.91 ±0.933
Dobrável resistência	195 ±9.00	205 ±15.00	225 ±21.00	219 ±11.00	229 ±8.00	221 ±15.00	209 ±16.00	248 ±8.00	231 ±16
% droga conteúdo	79.72 ±2.00	96.25 ±0.377	95.16 ±2.30	87.67 ±2.70	88.16 ±1.90	84.38 ±1.70	78.61 ±1.40	98.74 ±0.38	82.99 ±1.10

Todos os valores são médios ± DP, F.C = código da formulação, n=3, S.D = desvio padrão

VIII. - Percentagem de libertação do fármaco da formulação

O fármaco é libertado dos adesivos transdérmicos simplesmente por difusão. Os adesivos transdérmicos de Telmisartan foram preparados de acordo com a tabela de formulação descrita e mostraram a libertação do fármaco como se segue, nove lotes de adesivos transdérmicos de Telmisartan foram também avaliados com base na percentagem de libertação do fármaco dependente do tempo e interpôs-se qual dos adesivos mostrou melhor libertação do fármaco em nove lotes de adesivos transdérmicos contendo diferentes proporções de fármaco e polímeros

Tabela -11 % cumulativa de libertação do fármaco

(Tempo em horas.	umulati F1	ve Percen F2	tagem (%) F3	Medica mento Re F4	arrenda mento F5	F6	F7	F8	F9
0.5	3.91 ±0.94	1.34 ±0.44	1.18 ±0.31	6.73 ±0.57	2.13 ±0.58	0.78 ±0.00	5.13 ±0.61	6.21 ±0.44	1.87 ±0.41
1.0	5.30 ±1.38	5.61 ±0.67	2.72 ±0.62	7.25 ±0.68	2.87 ±0.68	1.31 ±0.22	6.37 ±1.25	9.5 ±0.68	3.55 ±0.42
1.5	6.56 ±1.60	10.67 ±0.79	5.52 ±0.44	8.09 ±0.68	3.41 ±0.50	1.77 ±4.10	7.46 ±0.81	10.80 ±0.45	4.64 ±0.76
2.0	8.44 ±1.07	15.54 ±0.58	8.148 ±0.53	13.55 ±0.98	4.48 ±0.50	4.14 ±0.59	9.23 ±0.85	12.31 ±0.57	6.49 ±0.65
2.5	9.12 ±1.87	17.04 ±0.81	11.97 ±0.54	16.76 ±0.98	6.02 ±0.51	4.42 ±0.69	10.02 ±0.74	13.39 ±0.57	7.94 ±1.64
3.0	10.41 ±2.10	23.03 ±1.30	12.93 ±0.75	18.99 ±1.02	7.83 ±0.51	6.37 ±0.80	12.34 ±0.57	16.35 ±0.80	9.06 ±0.56
4.0	11.41 ±1.67	31.09 ±0.97	14.65 ±0.66	28.07 ±1.13	11.34 ±0.61	8.91 ±0.71	16.72 ±0.80	17.52 ±0.70	13.04 ±0.66
5.0	23.27 ±1.69	40.13 ±0.84	19.10 ±0.66	29.37 ±1.11	12.34 ±0.61	15.11 ±0.42	19.10 ±1.12	23.61 ±0.93	15.33 ±0.71
6.0	33.73 ±1.47	45.00 ±1.0	25.11 ±0.66	32.03 ±1.09	12.42 ±0.81	18.06 ±0.72	23.55 ±1.23	24.28 ±0.94	17.84 ±0.69
8.0	51.08 ±2.17	47.00 ±0.97	36.26 ±1.09	34.90 ±1.02	29.30 ±0.73	28.79 ±0.73	32.42 ±1.05	31.61 ±0.61	27.05 ±0.47
24	56.55 ±2.19	61.39 ±0.76	70.22 ±0.69	63.2 ±1.00	56.09 ±0.54	54.79 ±0.50	44.82 ±0.78	56.38 ±0.86	49.07 ±0.59
27	58.45 ±1.19	70.29 ±0.98	80.77 ±0.69	65.23 ±1.11	62.86 ±0.55	57.41 ±0.54	49.11 ±1.01	60.33 ±0.53	51.84 ±0.80
30	59.92 ±1.56	74.55 ±0.76	82.04 ±.93	68.23 ±1.03	68.33 ±0.66	61.29 ±0.74	49.99 ±1.12	77.17 ±0.63	55.54 ±0.71
48	62.45 ±1.55	94.55 ±1.89	83.94 ±0.92	77.35 ±1.23	74.44 ±0.75	72.35 ±0.74	51.00 ±1.01	97.29 ±1.32	61.92 ±0.72

Todos os valores são médios ± DP, n=3

Os diferentes adesivos mostram uma taxa de libertação diferente, que foi encontrada no máximo em F8, que é 97,29 ± 1,32, e também observada em F2, que é 94,55 ± 1,89 em 48 horas.

IX. .2- Representação gráfica da libertação do fármaco a partir da formulação

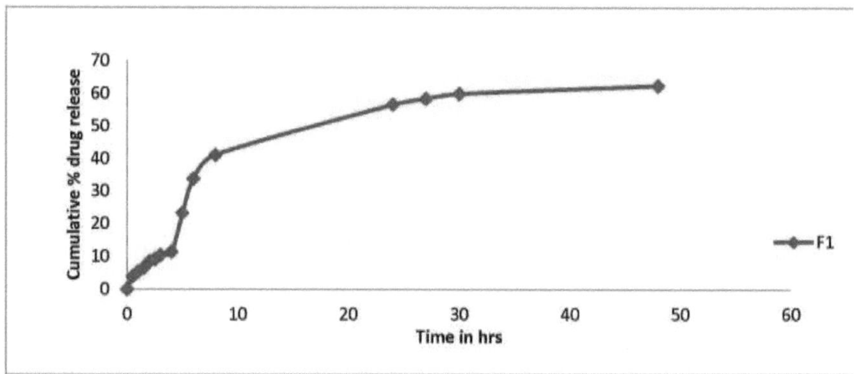

Figura no- 21 Percentagem cumulativa de libertação do fármaco do adesivo F1

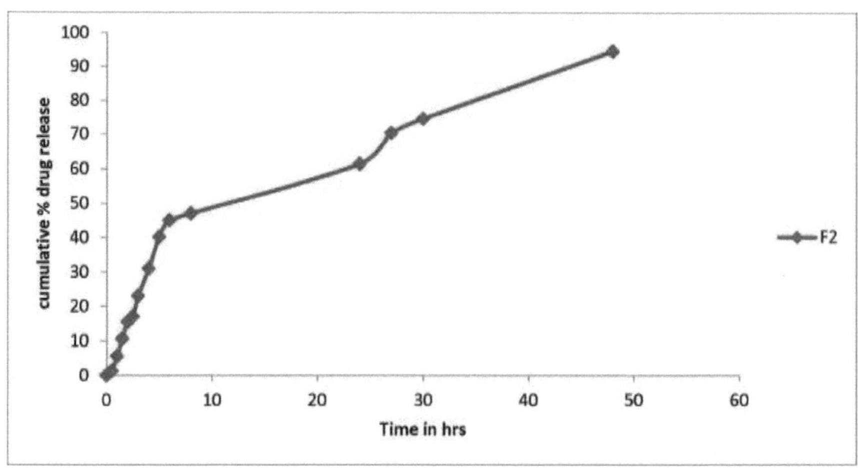

Figura no-22 Percentagem cumulativa de libertação do fármaco do adesivo F2

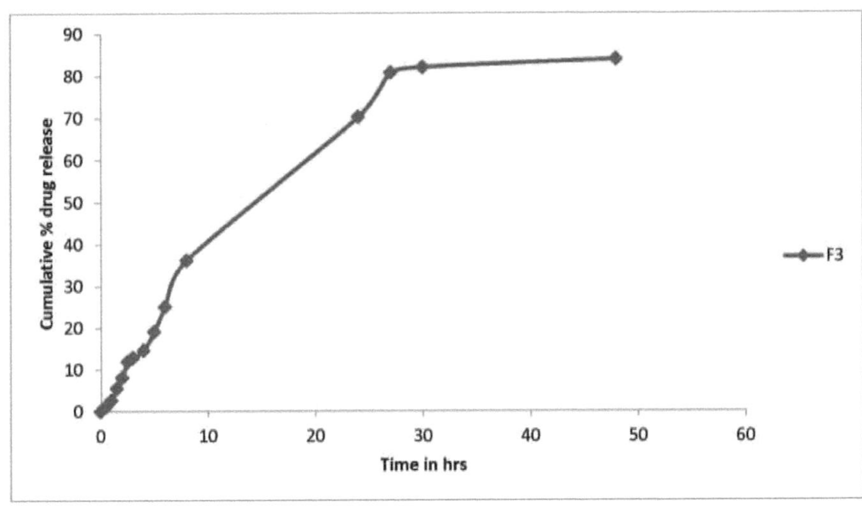

Figura no-23 Percentagem cumulativa de libertação do fármaco do adesivo F3

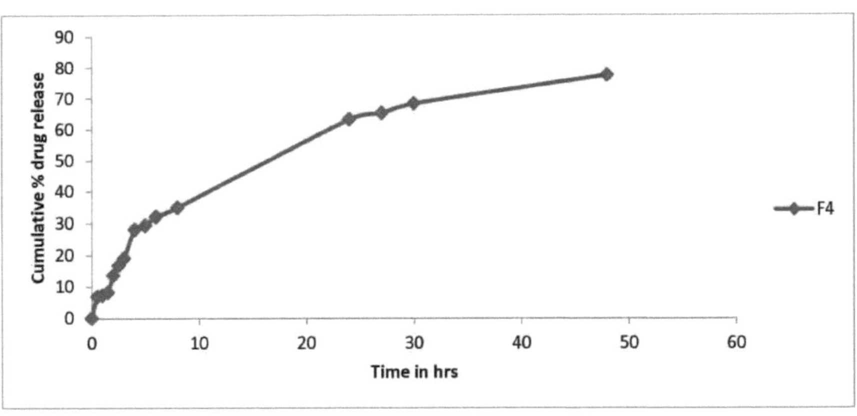

Figura no-24 Percentagem cumulativa de libertação do fármaco do adesivo F4

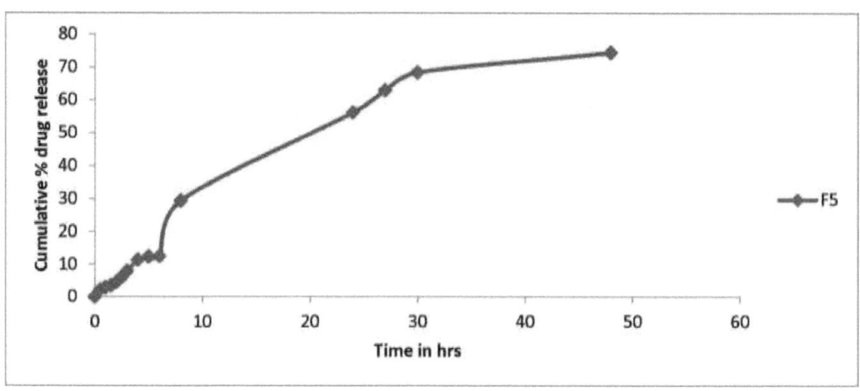

Figura no-25 Percentagem cumulativa de libertação do fármaco do adesivo F5

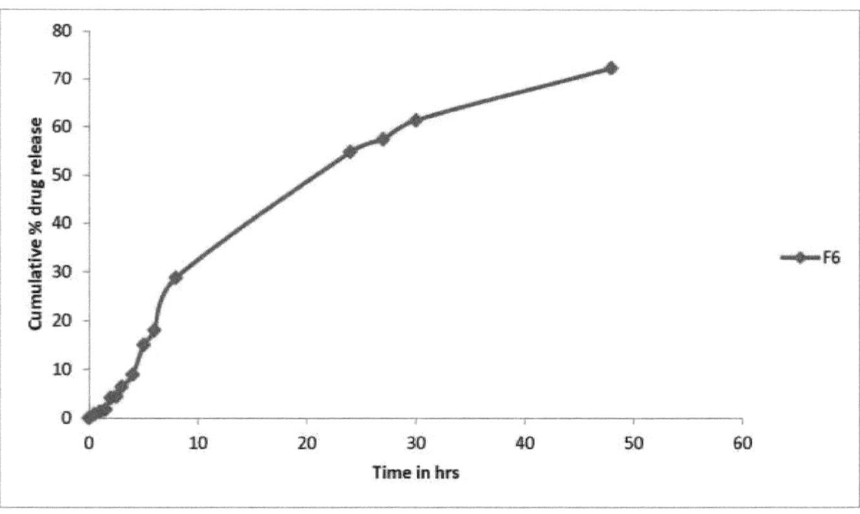

Figura no-26 Percentagem cumulativa de libertação do fármaco do adesivo F6

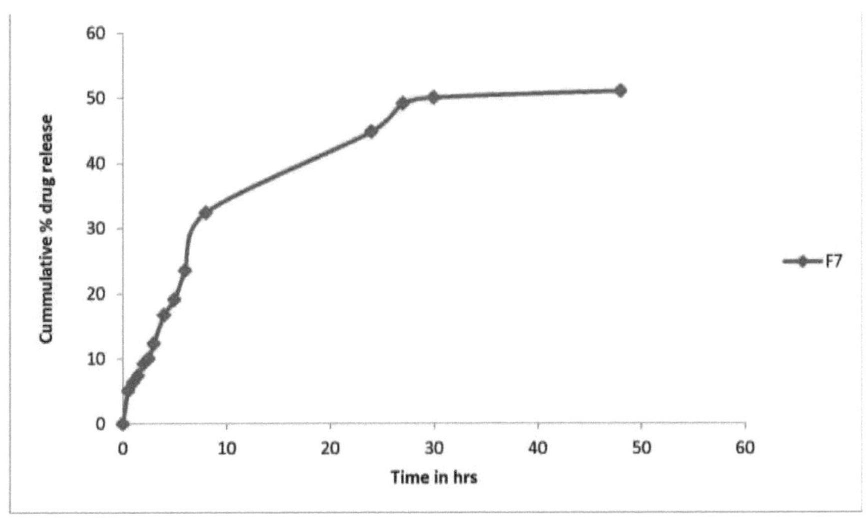

Figura no- 27 Percentagem cumulativa de libertação do fármaco do adesivo F7

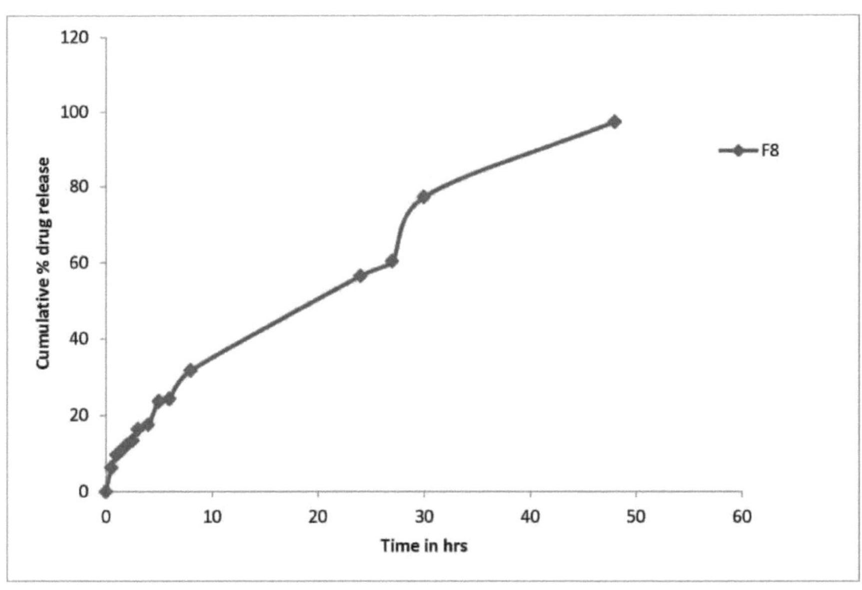

Figura no-28 Percentagem cumulativa de libertação do fármaco do adesivo F8

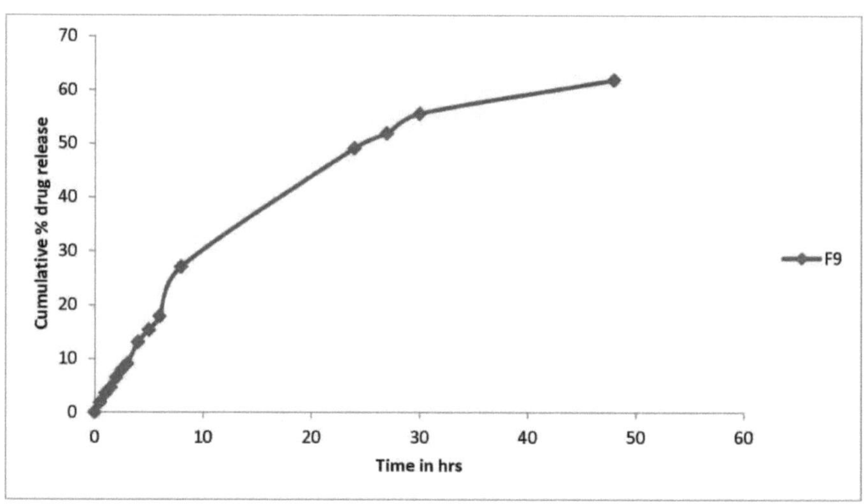

Figura no-29 Percentagem cumulativa de libertação do fármaco do adesivo F9

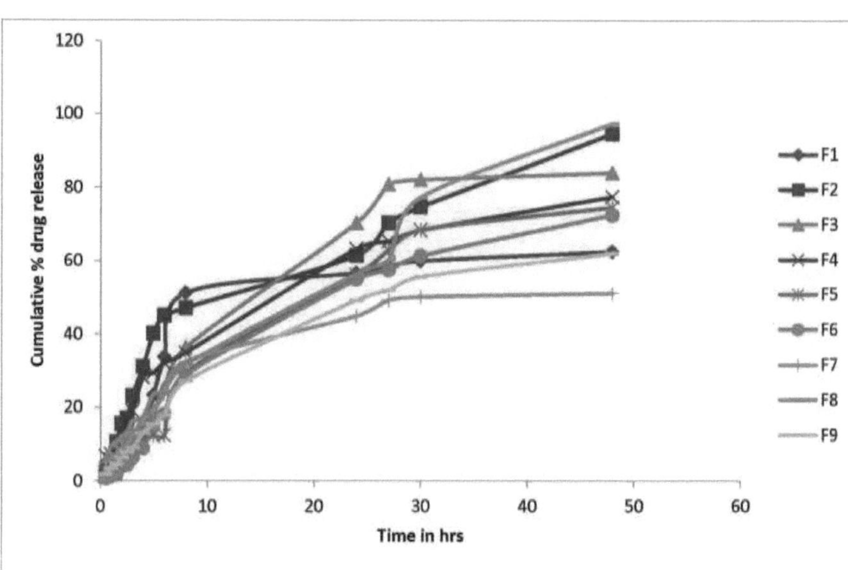

Figura nº 30- Percentagem cumulativa de libertação do fármaco dos adesivos F1 a F9

O padrão de libertação de diferentes adesivos TDDS mostra a libertação do fármaco em 48 horas.

6.5- Discussão

Neste projeto, o telmisartan I.P foi adquirido como amostra de oferta ao laboratório farmacêutico Unichem de Baddi, Himanchal Pradesh, Índia, para o desenvolvimento de um sistema de administração transdérmica de medicamentos para doentes hipertensos.

Em primeiro lugar, foi efectuado o estudo de pré-formulação do Telmisartan e verificou-se que o medicamento estava em conformidade com o IP.

O método analítico foi selecionado para avaliar a concentração do fármaco na formulação para este fim, o método espectrofométrico UV foi selecionado para a determinação de λ max para o fármaco, que se verificou ser 295 nm e, a partir deste, foi traçada uma curva de calibração tomando diferentes concentrações de soluções que podem ser utilizadas como referência para os estudos de libertação do Telmisartan no sistema de administração transdérmica de fármacos.

Foram efectuados estudos FTIR para conhecer a interação entre os diferentes excipientes e o fármaco que foi utilizado para a formulação do sistema de administração transdérmica de fármacos. A partir dos espectros de IV, ficou claro que não houve alteração na posição dos picos do telmisartan, quando misturado com o polímero. Assim, não houve interação entre o telmisartan e os polímeros da formulação. Os adesivos transdérmicos foram preparados com sucesso através de um sistema de administração transdérmica controlada por difusão de matriz polimérica. Neste projeto, foram preparados nove lotes de adesivos transdérmicos de Telmisartan misturando plastificante (DBT), fármaco (Telmisartan) e diferentes proporções de polímeros (HPMC, EC, Eudragit RS-100), potenciador de permeabilidade (DMSO), de acordo com a tabela de formulação.

A adição de plastificante foi considerada essencial para melhorar as propriedades mecânicas dos adesivos e para os remover facilmente da superfície da folha de alumínio sem que ocorra uma rutura. Foram registados os aspectos físicos das várias formulações em termos de uniformidade, transparência, suavidade, flexibilidade, viscosidade, homogeneidade e propriedades opacas.

Os adesivos transdérmicos de telmisartan preparados foram avaliados em termos físico-químicos. Os parâmetros seleccionados foram a espessura, a variação de peso, a percentagem de humidade, a percentagem de perda de humidade, a resistência à dobragem, a percentagem de fármaco e a libertação de fármaco através de uma membrana semipermeável.

As espessuras dos adesivos F1-F9 foram variadas, tais como 0,118, 0,117, 0,152, 0,121, 0,156, 0,152, 0,159, 0,156 e 0,146 mm com intervalos de desvio padrão F1-F9 de 0,007, 0,009, 0,003, 0,005, 0,001, 0,004, 0,006, 0,004 e 0,004. O valor nas medições da espessura da película assegurou a uniformidade dos adesivos preparados pelo método de evaporação de solvente.

A variação de peso dos adesivos F1-F9 foi obtida nas faixas de 0,055, 0,051, 0,056, 0,052, 0,052, 0,057, 0,045, 0,051 e 0,049 g, com o desvio padrão da formulação F1-F9 nas faixas de 0,003, 0,001,

0,002, 0,001, 0,009, 0,006, 0,010, 0,011, 0,013, o que indica que os diferentes lotes com pesos de adesivo são geralmente semelhantes.

A % de absorção de humidade dos adesivos F1-F9 foi de 4.19, 2.15, 2.09, 2.96, 3.50, 2.61, 2.45, 3.28, 3.25 com os desvios padrão dos intervalos F1-F9 de 1.62, 0.74, 0.308, 1.59, 0.957, 0.320, 1.05, 0.700, e 0.873.

O teor de humidade indica que o aumento da concentração do polímero hidrofílico HPMC foi diretamente proposto para aumentar o teor de humidade dos pensos.

A % de perda de humidade dos adesivos F1-F9 foi de 2.53, 1.86, 1.33, 1.38, 2.67, 1.49, 2.12, 2.90, 2.91 com o desvio padrão 00.821, 0.915, 0.230, 0.566, 0.965, 0.093, 0.377, 0.508, 0.933.

A resistência à dobragem de todos os adesivos F1-F9 situou-se nos intervalos 195, 205, 225, 219, 229, 221, 209, 248, 231 dobras até à rutura dos adesivos e o desvio padrão foi de 9,00, 15,00, 21,00, 11,00, 8,00, 15,00, 16,00, 8,00, 16,00.

Todos os adesivos eram 100% planos em cada formulação.

A % da concentração de fármaco da formulação F1-F9 foi de 79,72, 96,25, 95,16, 87,67, 88,16, 84,38, 78,61, 98,74, 82,99, com o desvio padrão dos adesivos F1-F9 de 2,00, 0,377, 2,30, 2,70, 1,90, 1,70, 1,40, 0,38 e 1,10. Todas as indicações da formulação indicam que o fármaco foi distribuído uniformemente através dos adesivos e evidenciado pelo baixo valor do desvio padrão.

A percentagem cumulativa de libertação do fármaco foi avaliada após a avaliação físico-química, juntamente com os estudos de libertação realizados nos diferentes lotes.

A % cumulativa de libertação do fármaco, juntamente com o seu desvio padrão para F1, F2, F3, F4, F5, F6, F7, F8, F9, foi de 62,45% ±1,55, 94,55% ± 1,89, 83,94% ± 0,92, 77,35% ±1,23, 74,44% ± 0,75, 72,35% ± 0,74, 51,00% ±1,01, 97,29% ± 1,32, 61,92% ± 0,72 às 48 horas.

A formulação F8, na proporção de 5:0:1 (HPMC: EC: Eudragit RS-100), com DMSO como potenciador de permeação, foi considerada a melhor formulação, uma vez que apresentou uma libertação máxima do fármaco no invitro de 97,29% ± 1,32 às 48 horas.

A libertação do fármaco de todos os adesivos está ordenada da seguinte forma: F8> F2> F3> F4> F5> F6> F1> F9 > F7. Ao contrário das formulações F1, F2, F3, F4, F5, F6, F7, F8, F9, a F8 atingiu uma quantidade cumulativa elevada de permeação do fármaco no final de 48 horas. Com base nas experiências físico-químicas, a F8 foi selecionada para um estudo mais aprofundado.

Em todas as formulações acima, verificou-se que a F8 apresentou uma libertação máxima do fármaco às 48 horas. A F8 contém 97,29 % de libertação às 48 horas. Entre as formulações F1-F9, a F8 foi considerada a candidata mais adequada para estudos posteriores devido ao seu melhor padrão de libertação invitro.

Podem ser efectuados mais estudos in vivo para obter melhores resultados com esta formulação.

6.6- Conclusão

Neste projeto, os pensos transdérmicos foram formulados por um sistema TDD controlado por difusão de matriz polimérica, de acordo com a tabela de formulação, em diferentes combinações de excipientes. A partir da avaliação físico-química estudada, verificou-se que todos os adesivos formulados apresentaram resultados satisfatórios obtidos pelos parâmetros de avaliação físico-química.

Os adesivos transdérmicos de telmisartan, juntamente com uma concentração adequada e óptima de excipientes, tais como polímeros, plastificantes e potenciadores de permeação, podem ser utilizados para obter a taxa efectiva de libertação invitro do fármaco a partir dos adesivos.

Após os estudos de libertação invitro, verificou-se que a formulação F8 era a melhor, uma vez que libertava 97,29% do fármaco às 48 horas. A formulação F8 continha fármaco, DMSO, DBT e polímeros HPMC: EC: Eudragit RS-100 com rácio de polímeros 5:0:1. Verificou-se que o DMSO era um potenciador eficaz com o aumento dos polímeros hidrofílicos para a libertação do fármaco no invitro.

Na formulação F8, utilizou-se 20% de DMSO (20% do peso total do polímero), o que foi mais eficaz porque esta concentração de DMSO proporcionou a libertação máxima do fármaco dos adesivos transdérmicos. Assim, a formulação F8 utilizou mais estudos in-vivo que podem ser realizados para obter uma melhor compreensão desta formulação.

CAPÍTULO-7

REFERÊNCIAS

1. Jain N. K, *Controlled and Novel Drug Delivery*, Transdermal Drug Delivery, First Edition 1997, Published By CBS Publication and Distributors Pvt Ltd , New Delhi, Reprint 2009, Pg-100

2. Rao Y. Madhusudan, A.V Jathan, *Advances in Drug Delivery Volume II* , Transdermal Drug Delivery System, publicado pela Pharmamed Press, Hyderabad, 2012, Pg-1-2

3. Vyas S. P , Khar, *Controlled Drug Delivery Concepts and Advances*, Transdermal Drug Delivery, Publicado por Vallabh Prakashan, Delhi, Primeira Edição 2002, Pg- 411-416

4. Sachan Richa, Meenakshi Bajpai, Sistema de administração transdérmica de medicamentos, uma revisão, *Revista Internacional de Investigação e Desenvolvimento em Farmácia e Ciências da Vida*, 2013,3, Pg-748-765

5. Panner R, Anoop kumar singh, T. sivakumar, Sistema de entrega transdérmica de medicamentos para anti-hipertensivos - uma revisão, *Revista Internacional de Pesquisa Farmacêutica e Biomédica*, 2010,1(1), Pg-1-8

6. Sandhu Premjeet et al, Sistema de administração de medicamentos por via transdemal (Patches), aplicações no cenário atual, *Revista Internacional de Investigação em Farmácia e Química*, 2011, 1(4), Pg- 1139-1150

7. Sood Jatin Varinder kaur, Pravin Pawar , Entrega transdérmica de Verapamil HCl: Efeito do agente de penetração na penetração initro através da pele de rato, *Journal of Applied Pharmaceutical Science*, 2013, 3(03), Pg-044-051

8. Khushbu Ansari, AK Singhai, Gaurav K Saraogi, Avanços recentes no sistema de administração transdérmica de medicamentos, *Jornal Internacional de Farmácia e Ciências Farmacêuticas, 2011, 3(5),* Pg-52

9. Chein W Yie, *Novel Drug Delivery and Delivery System, Transdermal Drug Delivery*, IInd Edition, Revised Expandable, Vol 50, Publicado por Informa Health Care USA, 2009, Pg- 310, 338-343

10. Ansel· S, *Pharmaceutical Dosage Forms and Drug Delivery System,* Transdermal Drug Delivery System, Nine Edition 2005, Published By Wolters Kluwer Pvt Ltd , Gurgaon, India, Third Indian Reprint 2011, Pg- 294-309

11. Shinde P.V. et al, A Review on Advance Technologies for Developing Transdermal Drug Delivery, *Asian Journal of Pharmaceutical Technology and Innovations* , 2014, 02 (04), Pg- 01-15

12. Dipen Patel et al, Sistema de administração transdérmica de fármacos, *uma revisão The Pharma Innovation, 2012, 1(4),* Pg- *78-79*

13. Jain Sunita, Suresh C Joshi, Desenvolvimento de um sistema de matriz transdérmica de captopril baseado num derivado de celulose, *Farmacologia online*, 2007,1 Pg- 379-390

14. Harunusman Patel et al, Sistema de entrega transdérmica de medicamentos como formas de dosagem proeminentes para os medicamentos altamente lipofílicos, *Revista Internacional de Pesquisa Farmacêutica e Biociência*, 2012, 1(3), Pg-42-65

15. Sanker V, S. Ramesh, V Shanmugam, , *A Text Book of Novel Drug Delivery Systems*, Transdermal Drug Delivery System, publicado pela Pharmamed Press, Hyderabad, Reimpressão 2013, Pg- 114-133

16. Sharma Ajay, Seema Saini , A.C, Rana, Sistema de administração transdérmica de medicamentos, uma revisão, *Revista Internacional de Investigação em Ciências Farmacêuticas e Biomédicas*, 2013,4(1), Pg-287

17. Pandey shurabh et al, Uma visão geral do sistema de administração transdérmica de medicamentos, *Revista Internacional de Ciências Farmacêuticas e Químicas*, 2013, 2 (3) , Pg-1171-1175

18. Gaikwad Archna k, Sistema de Entrega Transdérmica de Medicamentos: Aspectos de formulação e avaliação, *Comprehensive Journal of Pharmaceutical Science*, 2013, 1(1), Pg-1-12

19. Sharma Nikhil et al, A Review: Sistema transdérmico de administração de medicamentos: Uma ferramenta para um novo sistema de administração de medicamentos. *Revista Internacional de Desenvolvimento e Pesquisa de Medicamentos*, 2011, 3, Pg- 70-82

20. Gaur PK, S. Mishra, S. Purohit, Sistema de administração transdérmica de medicamentos: A *Review Asian Journal of Pharmaceutical and Clinical Research*, 2009, 2, Pg- 15-20

21. Vishwakarma Prabhakar et al, Entrega Transdérmica de Medicamentos: Revisão, *Revista Internacional de Investigação em Farmácia*, 2012, 3(3), Pg-52-53

22. Saroha Kamal, Bhavna Yadav, Benika Sharma, Patch transdérmico: Uma forma de dosagem discreta, *Revista Internacional de Investigação Farmacêutica Atual*, 2011, 3, Pg- 99

23. Aulton's, Taylor, Aulton's Pharmaceutics, *The Design and Manufacture of Medicines,* Topical and Transdermal Drug Delivery, publicado pela Elsevier, FourthEdition 2013, Pg675-695

24. Dhiman Sonia , Thakur Gurjeet Singh, Ashish KumarRehni, Patches transdérmicos: A Recent Approch to New Drug Delivery System, *International Journal of Pharmacy and Pharmaceutical Sciences*, 2011,3(5), Pg- 26-29

25. Dinda S.C, *Advances in Pharmaceutical Technology*, Transdermal drug delivery system, publicado pela Pharmamed Press, 2012, Hyderabad, Pg-381-404

26. Saini Nitin, Anshul Bajaj, Tendência recente sobre o sistema de administração transdérmica de medicamentos e avanços na administração de medicamentos através da pele, *Revista Internacional de Investigação em Ciências Farmacêuticas*, 2014, 4(1), Pg- 9

27. Zanzane Manali Dilip, Rachel Geeverghese, Uso de adesivos transdérmicos como sistema de administração de medicamentos: Cenário global, *Jornal Mundial de Pesquisa Farmacêutica*, 2015, 1

4(3), Pg- 1812-1817

28. Saini Sushila, Shikha Baghel, S.S Agrawal, Desenvolvimento recente em potenciadores de penetração e técnicas no sistema de administração transdérmica de medicamentos, *Journal of Advanced Pharmacy Education and Research*, 2014, 4 (1), Pg- 33-36

29. Pang Z, Han C, Revisão dos sistemas de administração transdérmica de medicamentos, *Journal of Pharmaceutics and Drug Development*, 2014, 2(4), Pg- 2

30. Jain N.K, *Introduction to Novel Drug Delivery System*, Transdermal Drug Delivery, publicado por Vallabh Prakashan, Delhi, Primeira Edição 2010, Pg- 114

31. Remington, *The Science and Practice of Pharmacy*, publicado por Wolters Kluwer Pvt Ltd, Nova Deli, Índia, 21ª edição 2009, pág. 1357

32. Martindale, *The Complete Drug Reference*, publicado pela Pharmaceutical Press London, 30ª edição, 2009, pág. 1409

33. V Rastogi, Pragya Upadhayay, Uma breve visão sobre o medicamento anti-hipertensivo através de adesivos de administração transdérmica de medicamentos, *Revista Internacional de Ciências Farmacêuticas e Investigação*, 2012, 3(7), Pg-1955

34. Tripathi K.D, *Essentials Of Medical Pharmacology*, Antihypertensive Drugs, Six Edition 1985, Publicado por Jaypee Brothers Medical Publication (P) Ltd, Nova Deli , Reimpressão 2010, Pg-539

35. Gulam Irfani et al, Conceção e avaliação do sistema de administração transdérmica de fármacos de Valsartan utilizando glicerina como plastificante, *Jornal Internacional de Investigação e Desenvolvimento de Pahrma-Online*, 2011,3(2), Pg-185-192

36. Murthy TEGK Saikishor V, Efeito do solvente de fundição e do polímero na permeabilidade do cloridrato de propranolol através do sistema de administração transdérmica de medicamentos controlado por membrana, *Asian Journal Of Pharmaceutics*, 2008, 2, Pg-86-90

37. Arnab Baguchi Dev Biplab, Avaliação Invitro da Formulação e Estudo da Irritação Cutânea dos Pensos Transdérmicos de Losartan Potássio, *Jornal Iraniano de Ciências Farmacêuticas*, 2010, 6(3), Pg-163-170

38. Satturwar Prasant M, Fulzele Sunket V, Dorle Avinash KDorle A, Avaliação da colofónia polimerizada para a formulação e desenvolvimento de um sistema de administração transdérmica de medicamentos, uma nota técnica, *Associação Americana de Ciência e Tecnologia Farmacêutica*, 2005, 6(4), Pg-E649-E654

39. Barhate S.D et al, Formulação e avaliação da administração transdérmica de Carvidilol, *Journal of pharmacy research*, 2009, 2(4), Pg-663-665

40. Jamakandi VG et al, Formulation Characterization and Evaluation of Matrix Type Transdermal Patches of A Model Antihypertensive Drug, *Asian Journal of Pharmaceutics*, 2009, 3, Pg-59-65

41. Barhate D Shashikant, Ghopal N Tejaswita , Estudos de permeação in vitro de Indepamide a partir de película transdérmica, *Biblioteca académica*, 2010, 2(4), Pg-447-451

42. Jain Sunita et al , Pharmacology online, 2007, 1, Pg-379-390

43. Agrawal S.S, Munjal P, Permeation Studies of Atenolol and Metoprolol Tartrate From Three Different Polymer Matrices for Transdermal Delivery, *Indian Journal of Pharmaceutical Science*, 2007, 69, Pg-535-539

44. M Hann, Laithy E.I, Novel Transdermal Drug Delivery Of Timolol Maleate Using Sugar Esters, Preclinical Studies, *European Journal Of Pharmaceutics and Biopharmaceutics*, 2009, 72(1), Pg-239-245

45. Aquil M et al, Transdermal drug delivery of Labetolol hydrochloride : system development in vivo: exvitro and in vivo characterization , current drug delivery, 2005, 2(2), Pg- 125-131

46. Mao Zhenmin et al, Uma nova membrana de copolímero que controla a libertação linear de clonidina num sistema de administração transdérmica de medicamentos, *International Journal Of Pharmaceutics*, 2006, 322(1), Pg-1-5

47. Gunnu R et al, Development of Nitrendipine Transdermal Patches Invitro and Exvivo Characterization, *Current Drug Delivery*, 2005, 2, Pg- 123-131

48. Aquil M , Sultana Y A K Najmi, Fabrico e avaliação de película polimérica para administração transdérmica de Pinacidil, *Die Phamazie*, 2004, 59(8), Pg-631-635

49. Kusum Devi et al, Design and Evaluation of Matrix Diffusion Controlled Transdermal Patches of Verapamil Hydrochloride, *Drug Development and Industrial Pharmacy*, 2003, 29(5), Pg-495-503

50. Sankar V et al, Design and Development of Nifedipine Transdermal Patches, *Indian Journal of Pharmaceutical Science*, 2003, 65(5), Pg-510-515

51. Krishnaish YSR Satyanarayana, P Bhaskar, Influências do Limoneno na Biodisponibilidade do Cloridrato de Nicardipina do Sistema Terapêutico Transdérmico Moderado por Membrana em Voluntários Humanos, *International Journal Of Pharmacy*, 2002, 247, Pg- 91-102

52. http:// www.drug bank.ca/drug/DB00966

53. Rowe Raymond C, Paul Sheskey e Marian E Quinn, *Handbook of Pharmaceutical Excipients*, publicado pela Pharmaceutical Press, uma impressão da RPS Publishing, sexta edição de 2009, págs. 225-227, 262-267, 238-239, 525-3533

54. *Indian Pharmacopoeia* 2010, Indian Pharmacopoeia Commission, Ghaziabad, Publicado pelo Governo da Índia, 2010, Telmisartan Volume I Pg -169, volume III , Pg-21872188

55. Ratnakar Rahul, Lakshmi Goswami, Preeti Kothiyal, Formulação e avaliação do comprimido de dissolução rápida de Telmisartan, *Jornal Internacional de Ciências Farmacêuticas e Químicas*, 2013, 2(4), Pg-2079

56. Bahl Arun, B.S Bahl, *A Test Book Of Organic Chemistry, Purification Of Organic Compound*, First Edition1948, Published By S.Chnad and Company Ltd, Ram Nagar, New Delhi, Reprint 2005,

Pg-18

57. Tandon O.P, Virmani *A.K, A New Pattern Text Book of Organic Chemistry for Competitions*, Introduction to Organic Chemistry, publicado por G.R Bathla Publication Pvt Ltd, Meerut, UP, Twelfth Edition 2010, Pg-22-23

58. Dev Sanjay, Ananya Malgope, Preparação do penso transdérmico de carvidilol e o efeito do propilenoglicol na permeação. *O Jornal Internacional de Farmácia e Ciências Farmacêuticas*. 2010, 2(1), Pg-138

59. Lachman Leo, Lieberman A Herberrt, A teoria e a prática da pré-formulação industrial, edição especial de 2009, publicada pela CBS Publishers and Distributers Pvt Ltd, reimpressão de 2012, pág. 189

60. Chavhan Vinit et al, Desenvolvimento e validação do método de espetrofotómetro UV para o telmisartan na forma de dosagem a granel e em comprimidos, *Investigação farmacêutica e clínica asiática*, 2013, 4, p. 19-21

61. Pandey Ajit el al, Método de espetrofotómetro UV para a estimativa de Telmisartan na forma de dosagem a granel e em comprimidos, *International Journal Of Chemtech Research*, 2011, 2, Pg-657

62. Jaithlia Rajiv et al, Desenvolvimento do método de espectrofotómetros UV e sua validação para a estimativa de Telmisartan como e forma de dosagem farmacêutica, *Revista Internacional de Pesquisa em Ayurveda e Farmácia*, 2011, 2(6), Pg-1816

63. Humama Furqan, shalini singh, Desenvolvimento e avaliação de sistemas terapêuticos transdérmicos de um medicamento anti-hipertensivo, *International Research Journal of Pharmacy*, 2015, 6(3), Pg- 213-214

64. Jatav Vijay Singh et al, Estudos de desenvolvimento de design e permeação de cloridrato de nebivolol a partir de novos adesivos transdérmicos do tipo matriz, *Advance Biomedical Research*, 2013, 2(3) , Pg-3

65. Shivalingam M.R et al, Formulação e avaliação de adesivos transdérmicos de pantaprazol para aumentar a eficácia terapêutica, *Revista Internacional de Investigação Farmacêutica e Biomédica*, 2015, Pg-2

66. Vijaya R, Manjunath M.N, Umamaheswari S, Formulação e avaliação de películas transdérmicas do fármaco antidepressivo cloridrato de amitriptilina utilizando polímeros Eudragit E100, HPC e PVP, *Jornal Internacional de Farmácia e Ciências Farmacêuticas,* 2012, 4 (2), Pg-639

67. Prabhu Prabhakar, Samip Shah, Shankar Gundad, Desenvolvimento de formulações e investigação de *adesivos transdérmicos de* domperidona, *Jornal Internacional de Investigação Farmacêutica*, 2011, 1(4), Pg-242

68. Sharan Guru et al, Effect of Various Permeation Enhancers on Propranolol Hydrochloride Formulated Patches, *International Journal of Pharmacy and Pharmaceutical Sciences*, 2010, 2 (2),

Pg-22

69. Bhanja Satyabrata et al, Desenvolvimento de Design e Avaliação de Patches Transdérmicos de Ramipril, *Revista Internacional de Avanços em Farmácia, Biologia e Química*, 2014, 3(2), Pg-353

70. Prabhakar.D, Sreekanth.J, Jayaveera.K.N, Desenvolvimento e avaliação de adesivos transdérmicos de azelnidipina, *Jornal Internacional de Farmácia e Ciências Farmacêuticas*, 2013, 5(3), Pg-806

71. V. Patel Hemul, Jaimin D Bhatt, Naynika K Patel, Projeto e desenvolvimento de entrega transdérmica de medicamentos para medicamentos anti-hipertensivos usando diferentes sistemas poliméricos, *Revista Internacional de Ciências Farmacêuticas e Químicas*, 2013, 2 (2), Pg943

72. Reddy Gudupa et al, Formulação e avaliação in vitro da película transdérmica de um medicamento anti-hipertensivo, *International Research Journal of Pharmacy*, 2013, 4(6), Pg- 67

73. Yadav Vandana et al, Entrega Transdérmica de Medicamentos: Uma descrição técnica, *Journal of Pharmaceutical and Scientific Innovation*, 2012, 1(1), Pg -5-12

74. Denge S Madhura, Sheelpriya R Walde, Abhay M Iittapwar, Desenvolvimento e Caracterização de Patches Transdérmicos de Cloridrato de Ondansetrona, *Revista Internacional de Farmácia e Ciências Farmacêuticas*, 2014, 4, (5), Pg- 294

75. Chauhan Iti, Meenakshi Bajpai, Formulação e avaliação da administração transdérmica de cloridrato de raloxifeno, *International Journal of Pharmaceutical Sciences and Research*, 2010, 1(12), Pg-74

76. Mohd Amjad et al, Formulação e avaliação de adesivos transdérmicos de Atenolol, *Investigação avançada em produtos farmacêuticos e biológicos*, 2011, 1(2), Pg- 112

77. Thenge.R.Raju et al, Formulação e avaliação do sistema de administração transdérmica de fármacos para o cloridrato de lercanidipina, *International Journal of Phartech Research* ,2010, 2(1), Pg-254

78. koteswararao et al, Formulação e avaliação de adesivos transdérmicos do fármaco anti-hipertensivo Succinato de Metoprolol, *Revista Indiana de Investigação em Farmácia e Biotecnologia*, 2013, 1(5), Pg- 630

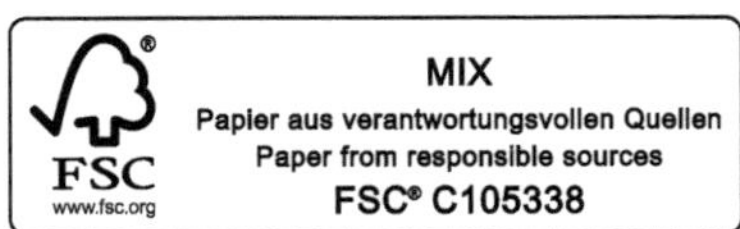

Printed by Books on Demand GmbH, Norderstedt / Germany